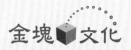

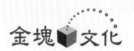

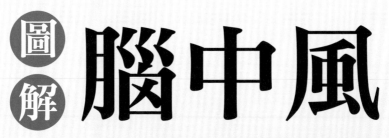

圖解 腦中風

繆中榮醫師◎著

插畫◎朱超

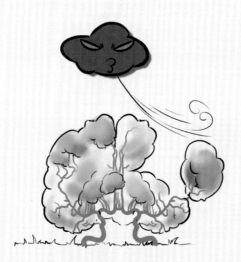

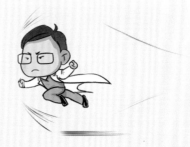

邊走邊寫，邊讀邊看
——記我的創作感受

　　終於等到出版這一天，很多感動，很多感慨，又夾雜著期待和不安。雖然經過很漫長的創作歷程才完工，但再回頭審視書稿，又會發現許多不足和不完善。雖然在寫作過程中查閱了大量文獻、指南以及專家共識，並且諮詢了神經內科、神經放射等專業同行，但我仍然放心不下的是，專業問題有沒有說透，專業名詞有沒有解釋清楚，語言會不會還是不夠通俗易懂。

　　很多朋友知道了我在寫這本書，連稱想不到。人們印象中的外科醫生，應該是臨床「大師」、「叱吒風雲」的形象，卻不曾想，拿慣手術刀的手，一邊卻有心拿起「繡花針」，一針一線地「繡製」科普作品，並且憑著一股做什麼都投入、樂在其中的傻勁，居然還堅持完成了！

　　回顧從萌生念頭到完成書稿，幾經寒暑，艱難曲折，但這並不能說明作品已經盡善盡美。實際上，我對書稿還有很多不滿意，很多地方應該更詳盡和周到。儘管如此，我還是非常珍惜這段創作經歷，對待作品視如己出，珍愛如子。

　　我能清楚記得每一個問題是怎樣的發想過程，每個畫稿經歷

了怎樣的溝通過程，反復思考，反復調改，推翻再重來，凡此種種，難以言述。數度擱筆，又再次重整旗鼓堅持下去，這種苦中有樂的情懷，只有親身經歷過的人才能體會。

作為一名外科醫生，花了幾十年時間與患者在一起並肩作戰，我在享受手術成就感的同時，又有深深的無助感。醫生的無助在哪裡？醫生的無助在於，看到患者對疾病知識的無知無畏，卻無能為力。

再精美的手術，都無法幫助一個積重難返的病人。這種無助感隨著工作時間越久，就越積越重，轉而成為了緊迫感，督促我不得不去做這件事。這就是我要完成這本書的心願！

繆中榮

前　言

　　回顧25年從醫路，每天要與各種患者和問題打交道：「你是著名專家，請你做手術我們就放心了！」「你對手術的把握有多大？」「我身體挺好的，50年沒有進醫院，怎麼說病就病了？」「說句您不愛聽的話，您講半天，我們都不知道這個手術做好還是不做好？您給一句話做還是不做就行！」……

　　長久的臨床歷練，五味雜陳，又常常令我想起恩師凌鋒教授的話，「假如這個患者是你的親屬，你會怎樣選擇治療方法？」「我們治療的是人，不是機器，更不是追求影像上看起來的完美。」導師的教誨，患者的疑問、質疑，促使我不斷思考如何跳出疾病看待病患，如何與患者溝通。

　　十多年來，腦中風的診療水準突飛猛進，每當看到全國各地的患者及家屬期盼的眼神，看到他們為解除病痛而奔走異鄉、餐風露宿，我深覺作為外科醫生，除了會做手術，會開處方，我們應該為患者付出更多。

　　更令我揪心的是，患者及家屬因疾病而背負的心理壓力如巨石一般，也壓在我的心上。「醫生，我腦血管狹窄，聽人說這種病不死也得殘廢……」「我這麼年輕怎麼就得了腦動脈瘤，活著還有什麼意思？」每當面對這樣的患者，此時醫生的每一句話都舉足輕重，你的態度，你對病情的判斷，無異於患者的判決書。而撫平患者的心靈創傷，亦是治療不可或缺的重要環節之一。

　　實際上，在我仔細閱片、詳細詢問病情後，不少病例並沒有

那麼嚴重，甚至有的當下不需要治療和處理。這種解釋或者說是判斷力，並非出於安慰患者，而是基於醫生對疾病發生發展機制的瞭解，對影像的判讀，以及臨床經驗的基礎。但患者，卻先天缺乏這一經驗或者優勢。

過往病患的疾苦歷歷在目，敦促我下定決心，除了做好外科醫生，還要做一名科普宣教者，讓患者更瞭解中風，醫患聯手，打敗中風。我也希望很多年輕醫生最好也讀這本書，因為如今專業分工越來越窄，越來越精，不同的臨床科室對腦中風這種常見病的掌握程度也各不相同，我希望這本書能給他們一些幫助，做到手裡有書，心中有數。

在籌畫和寫作本書的過程中，設置哪些問題，每個問題怎麼說清楚，每一頁都花費我很長時間去琢磨。這是因為臨床任務繁重，我只能將門診、手術、帶教、學術交流之餘的碎片時間利用起來，以探索手術精要的投入和好奇心來探索科普作品的創作思路。如何讓讀者看得懂，而且樂意讀，很多時候，走路在想，吃飯在想，坐在飛機上，臨睡前，都會有琢磨，一旦有了靈感，一支鉛筆、一塊餐巾紙也是極好的工具，我會把繪畫構思瞬間記錄，再傳給漫畫師小朱，請他繪製出來，才得以完工。

在本書編寫的過程中，長官、老師、朋友們給予了很多的關心和支持，王隴德院士亦親自給予鼓勵和指導，這些支持，都是我堅持下去的動力，也是我人生中珍貴的情感財富，讓我倍感溫暖。

感謝漫畫師小朱，讓我的思路得以呈現，助力作品得以完成。感謝我的家人，他們的理解與愛以及默默付出，讓我得以靜心思考。最後，感謝讀者，有你，有我，一起終結腦中風。

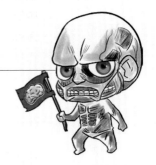
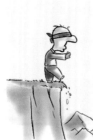

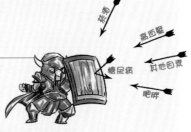

第3章

預防 48

第4章

識別 59

第
5
章

檢查 83

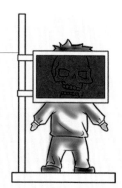

第 6 章

藥物治療 98

第 **7** 章　**外科治療** *132*

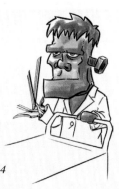

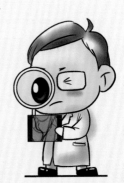

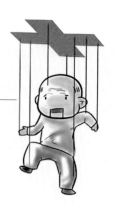

第8章 **康復與護理** *231*

第①章

教你看懂腦血管

腦血管在哪裡？

腦血管可以摸得著嗎？

腦血管的作用是什麼？

腦動脈和腦靜脈是一回事嗎？

腦血管相互之間有聯繫嗎？

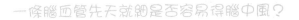

一條腦血管先天就細是否容易得腦中風？

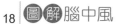

教你看懂腦血管

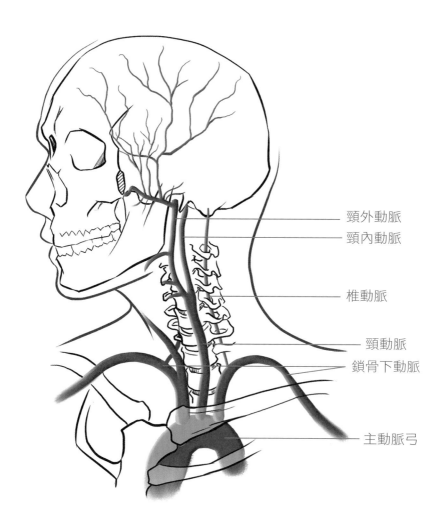

頸外動脈

頸內動脈

椎動脈

頸動脈

鎖骨下動脈

主動脈弓

教你看懂腦血管

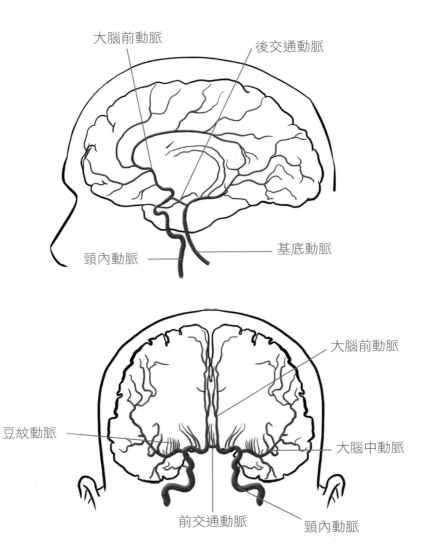

教你看懂腦血管

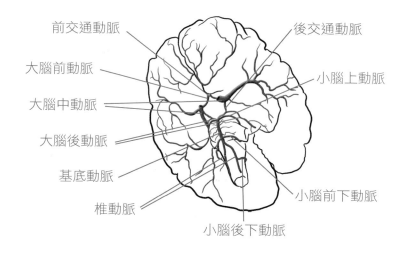

前交通動脈

大腦前動脈

大腦中動脈

大腦後動脈

基底動脈

椎動脈

小腦後下動脈

後交通動脈

小腦上動脈

小腦前下動脈

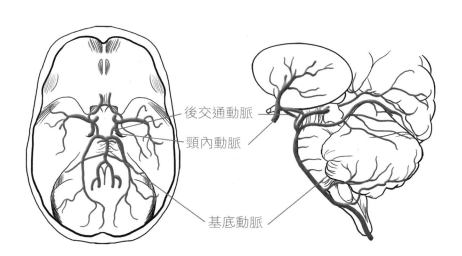

後交通動脈

頸內動脈

基底動脈

教你看懂腦血管

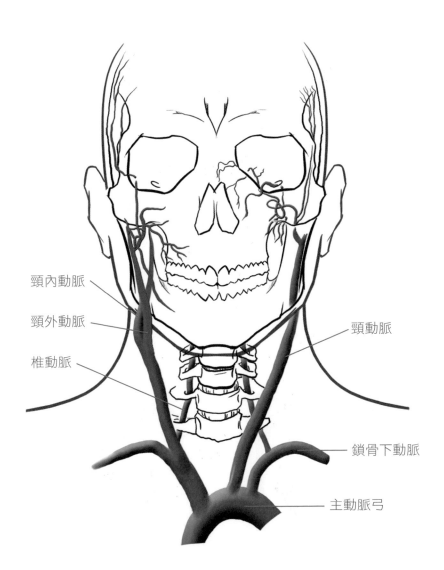

頸內動脈

頸外動脈

椎動脈

頸動脈

鎖骨下動脈

主動脈弓

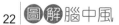
教你看懂腦血管

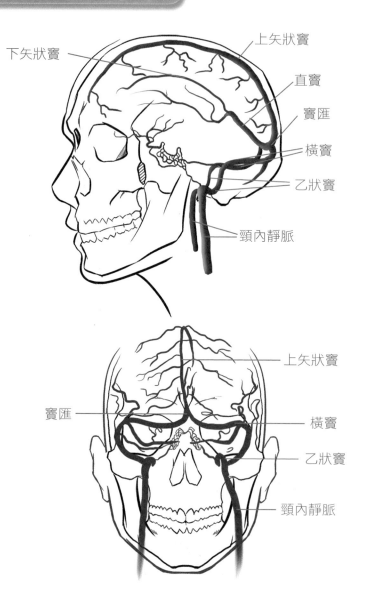

腦血管在哪裡？

　　腦血管像地球上的江河湖海一樣附著在人腦上。主幹道圍繞腦表面，四通八達，沿途不斷發出小分支進入腦組織提供能量和營養。

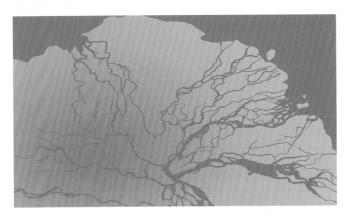

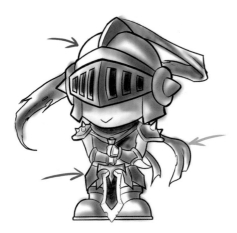

　　腦血管的外面有三層保護層避免大腦及腦血管受傷，最外面的一層如同堅韌的鎧甲，叫顱骨。

　　在大腦組織和顱骨之間還有兩層保護膜，就像鎧甲裡面的皮甲和布甲，分別叫硬腦膜和軟腦膜。

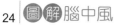

腦血管可以摸得著嗎？

顱內血管是摸不著的，就像隔盔甲摸肌肉是摸不到的。

但是有一些是可以摸得著的，如兩側頸動脈在頸部就可以摸得著搏動，頭皮血管可以摸到跳動。有時候通過脈搏可以簡單判斷鎖骨下動脈的情況等。

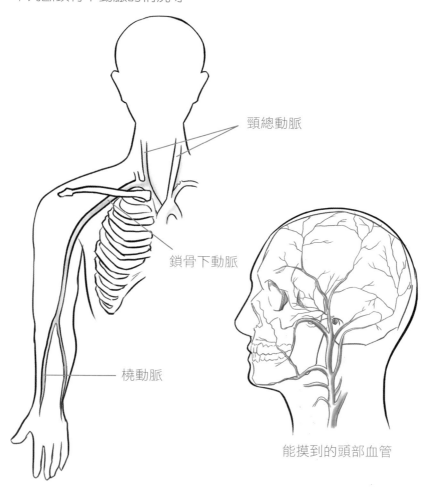

頸總動脈

鎖骨下動脈

橈動脈

能摸到的頭部血管

腦血管的作用是什麼？

大腦是人體的司令部，每時每刻發出無數指令，而這需要消耗大量能量才能正常工作。

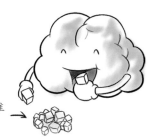

能量堆 →

如果將人的大腦比喻為田地，那麼腦的血管就是田地裡的灌溉溝渠，溝渠要為不同的區域供水，以保證各塊田地的豐收。如果某條溝渠堵住了，那麼就會有相應的田地乾旱，秧苗就會缺水死亡，腦血管出現這種情況就會發生缺血性腦中風；如果某條溝渠破了，那麼就會導致相應的田地被淹沒，一旦腦血管出現這種情況，就會發生出血性腦中風。

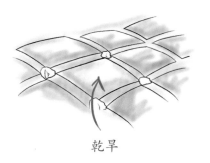

乾旱

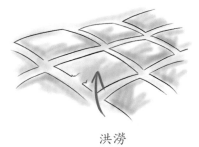

洪澇

腦動脈和腦靜脈是一回事嗎？

　　不是一回事。人們常說的腦血管多是指腦動脈，而腦靜脈常常被忽略。如果說腦動脈是大腦的灌溉系統，那麼腦靜脈就是大腦的排水系統。腦靜脈儲存了全腦近七成的血液，類似水庫系統，對腦的血液起到了儲存的作用，腦靜脈系統最後回流入心臟，並帶走代謝產物和二氧化碳等。

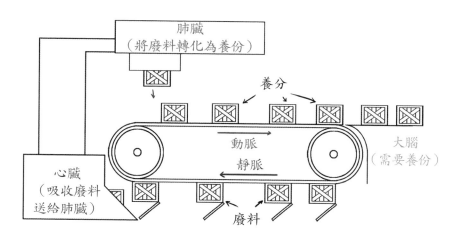

腦血管相互之間有聯繫嗎？

有聯繫，在腦表面的血管相互之間有很多溝通，就像下面這個密密麻麻的捷運路圖一樣，在某一段有堵塞的話可以由其他血管分流供血，這就是所謂的腦血管的側支循環。

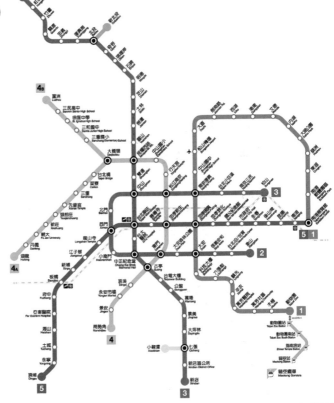

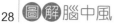

我有兩條腦血管堵塞了，人腦究竟有幾條腦血管啊？

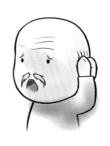

一般情況下有四條大血管通過顱骨底面進入腦內，前面有兩條沿頸部左右上行，就是一般人們能夠在頸部摸到搏動的頸動脈，兩條頸動脈向左右大腦半球供血的分支，叫頸內動脈，後面兩條向腦幹和小腦供血，叫椎動脈（請參考「教你看懂腦血管」）。

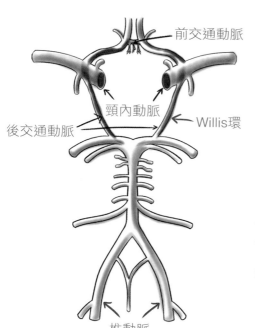

這四條血管在腦表面有聯繫，其中最主要的聯繫通路像一個環一樣在腦底面將四條血管聯繫起來，叫Willis 環，如果這個環發育很好，閉塞一、兩條血管不會有明顯症狀，但如果發育不好，閉塞後腦中風的機率會大大增加。

一條腦血管先天就細是否容易得腦中風？

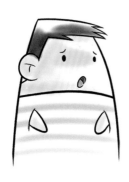

正常人主要的腦血管有四條，但是腦血管在發育過程中也會有個體變異，有些人可能先天就沒有某一條血管，或者某條血管比較細一點，這屬於正常發育，因為這些血管之間有相互溝通，發育細的血管會得到其他血管的幫助而不會導致腦中風發作。就像有些人嘴大，有些人嘴小，但不影響嘴的功能。所以說一般情況下先天一條血管細不會影響腦血管的功能。

大嘴
↓

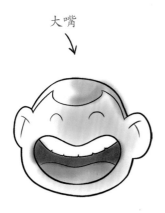

小嘴
↓

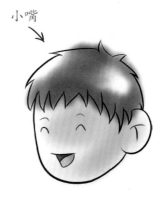

第2章

高危因素

什麼是腦中風高危因素？

糖尿病患者發生腦中風的特點是什麼？

糖尿病是如何導致腦中風的？
心臟病會導致腦中風發作嗎？
血脂高會導致腦中風嗎？

房顫導致腦中風的機率有多大？

腦中風會遺傳給下一代嗎？

血管中有斑塊為什麼就可能導致腦中風？
動脈粥樣硬化會同時合併心肌梗塞和腦中風嗎？

什麼是腦中風高危因素？

高危因素就是：高血壓，糖尿病，高血脂，肥胖，不運動，酗酒，抽菸等。

高危因素會大大增加腦中風的風險。

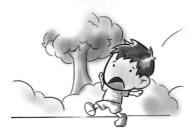

這路真好走！風和日麗，
我就算滑一下，也不會摔倒。

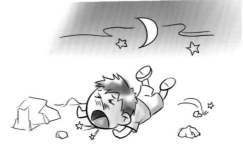

艾瑪！月黑風高，總被石頭
（危險因素）絆倒，這路該修了！

一張圖看懂腦中風高危因素

90％的腦中風（包括出血和缺血）風險歸因於10個可控危險因素：其中34.6％的中風歸因於高血壓！

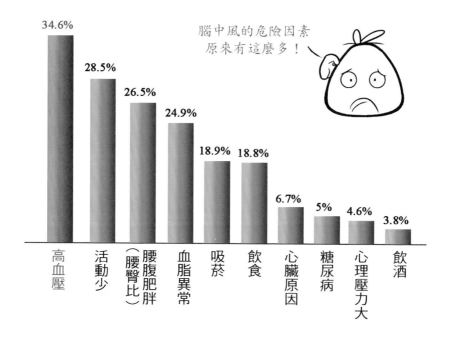

沒有任何危險因素也會導致動脈粥樣硬化嗎？

會的，說明如下：

Q 動脈粥樣硬化是因為血管內膜長斑塊或者血管壁鈣化僵硬，導致血管順應性降低，形象地稱為硬化。

Q 沒有危險因素也會出現動脈粥樣硬化，因為隨著年齡增長，血管本身也會老化，就和長時間沒有更換的舊車胎一樣。

Q 動脈粥樣硬化的機制非常複雜，目前發現的主要是各種危險因素與發病機制存在著一定相關，但是準確的機制目前不是非常清楚。

因此沒有危險因素也可能出現。

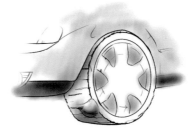

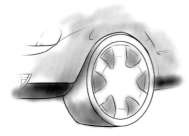

糖尿病患者發生腦中風的特點是什麼？

🗨 病人較為年輕。

🗨 缺血性腦中風比出血性腦中風更常見。

🗨 臨床表現以中、小程度梗死為多見，梗死範圍小。

🗨 多發性腔隙性腦梗死。

🗨 嚴重的頸動脈粥樣硬化，並引發頸動脈栓塞，導致不可逆性腦損害。

🗨 易反復發作，且呈進行性加重，預後較差。

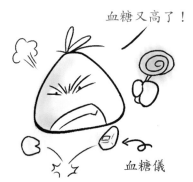

血糖又高了！

血糖儀

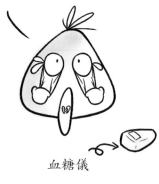

會不會得腦中風啊！

血糖儀

糖尿病是如何導致腦中風的？

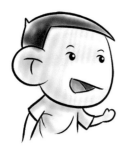

○ 導致腦血管壁動脈粥樣硬化，使血管壁逐漸變厚甚至鈣化。

○ 使腦血管壁內皮細胞功能受損，加速動脈粥樣硬化的形成。

○ 長期高血糖，腦血流自動調節功能受損，以及對側支循環起重要作用的皮層小動脈閉塞。

○ 直接導致腦細胞損傷。

○ 使血液呈現高凝、高黏狀態，加重腦血液循環障礙。

動脈粥樣硬化 —————

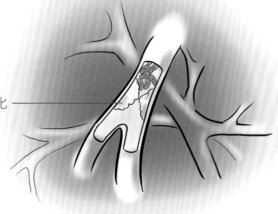

心臟病會導致腦中風發作嗎？

是的，心源性腦中風是心臟栓子通過循環導致腦動脈栓塞所致的腦中風，占缺血性中風的20%左右，與房顫、急性心肌梗塞、心內血栓、瓣膜式心臟病及人工心臟瓣膜有關，其中沒有經過治療的房顫首次發生中風的風險為5%。

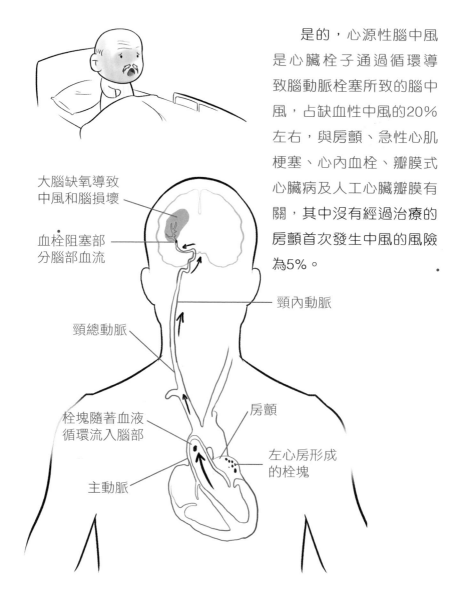

大腦缺氧導致中風和腦損壞

血栓阻塞部分腦部血流

頸內動脈

頸總動脈

栓塊隨著血液循環流入腦部

房顫

左心房形成的栓塊

主動脈

血脂高會導致腦中風嗎？

　　血脂過多，容易造成血液黏稠，在血管壁上沉積，逐漸形成小斑塊，也就是人們常說的動脈粥樣硬化，這些斑塊不斷增多增大，逐漸堵塞血管導致血栓形成，使血流變慢，嚴重時可阻斷血流。這種情況發生在心臟會導致冠心病，發生在腦就會導致腦中風。

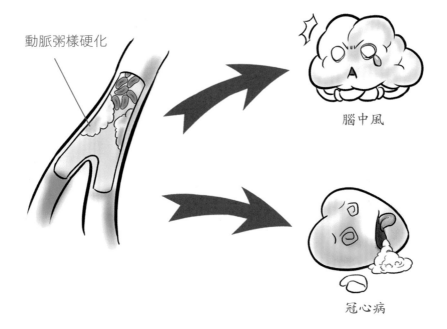

動脈粥樣硬化

腦中風

冠心病

血管中有斑塊為什麼就可能導致腦中風？

- 血管內斑塊導致腦中風的機制：斑塊碎裂；斑塊太大影響血流；血流不暢形成血栓。
- 斑塊分為穩定和不穩定斑塊。
- 有動脈硬化不一定有斑塊，但有斑塊大多數有動脈硬化。
- 正常生活、運動一般不會導致斑塊脫落。
- 血管內斑塊就像小河裡的石子，一般不會順流而下，如果石子鬆動就有可能順流漂去，如果石子太多就會阻塞河道，形成淤泥堵塞河道或增加泥沙漂流的風險。

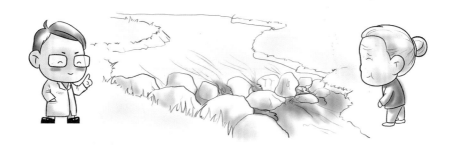

動脈粥樣硬化會同時合併心肌梗塞和腦中風嗎?

不一定,但動脈粥樣硬化是全身性疾病,一般腦血管、心血管及外周血管同時有問題的患者可達到40％以上,因此有心肌梗塞後一定要檢查腦血管有沒有問題。

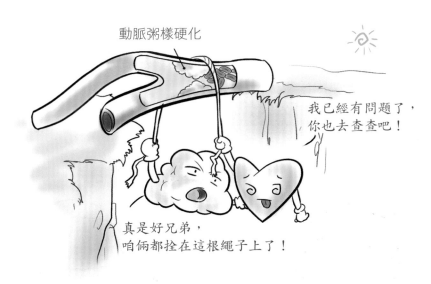

動脈粥樣硬化

BMI是腦中風的危險因素嗎？

BMI（體質指數）可以分為四類：

正常（18.5～24.9kg/m²）

超重（≥24kg/m²）

偏胖（24~27.9kg/m²）

肥胖（≥28kg/m²）

如果BMI大於或等於30kg/m²可能會導致缺血性腦中風風險增加，與出血性腦中風關係不是很明顯。

BMI計算方法：

體重（kg）/身高²（m²）

BMI控制目標為18.5～24.9kg/m²

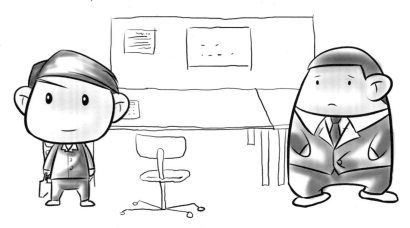

（胖人更容易導致缺血性腦中風）

穩定斑塊和不穩定斑塊有什麼區別？

- 血管內斑塊成分比較複雜，有脂質成分、新生毛細血管、鈣化、陳舊血栓、纖維結締組織及血管內皮等。
- 一般情況下斑塊外面都有完整的纖維結締組織及血管內膜包繞，叫穩定斑塊。
- 如果包裹外膜不完整，斑塊內部脂質成分及其他內容物裸露在血管內，或者斑塊碎裂、斑塊內出血、斑塊破裂形成潰瘍，就叫不穩定斑塊。
- 不穩定斑塊會導致血管內血栓形成或者脫落，一些斑塊內容物堵住遠端正常血管，就會導致腦中風。
- 穩定和不穩定是相對的，可以相互轉化。
- 有斑塊並不可怕，但要密切觀察，積極治療危險因素，避免斑塊增大。

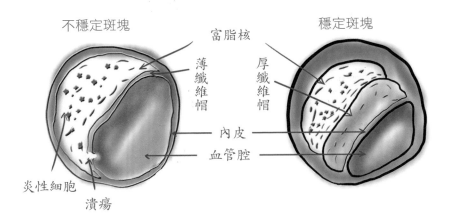

房顫導致腦中風的機率有多大？

房顫患者腦中風發病率：

就像右圖所示，單純房顫的每年腦中風發生率是4.5%；如果合併高血壓和糖尿病則上升到8%～9%；有過腦中風或者TIA的危險更高；房顫患者終生的腦中風風險為30%。

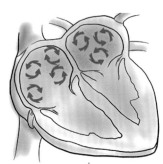

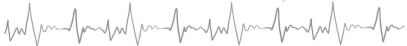

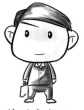
單純發病率為1%

普通年輕人

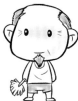
單純發病率為4%

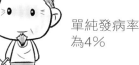
大於60歲

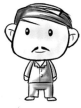
單純發病率為2.3%

大於40歲

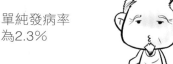
單純發病率為10%～15%

大於75歲

房顫導致腦中風的機制

房顫患者的心房內，特別是左心耳部位的異常血流容易凝結成血凝塊。

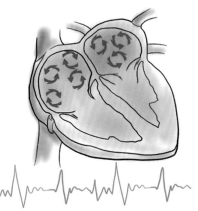

脫落血栓隨血流經過頸部血管進入腦血管，堵塞腦動脈。缺血性中風的20％左右是心源性的，其中房顫是最主要的原因，占15％。

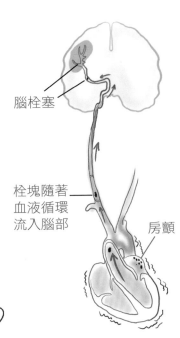

腦栓塞

栓塊隨著血液循環流入腦部

房顫

說，為什麼放我鴿子，你說讓我陪你看「左耳」，我在醫院等你一天你都沒來！

唉呀呀，粽子叔，我是要看電影《左耳》啦，害我在電影院等了你一天。

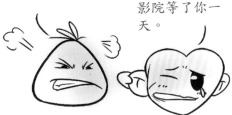

房顫患者的中風風險預測量表

房顫CHA2DS2–VASc評分表,分數越高,提示房顫患者發生中風的可能性越高。

非瓣膜性房顫中風與血栓栓塞的危險因素	
主要危險因素(2分)	臨床相關的非主要危險因素(1分)
中風/短暫性腦缺血發作 年齡≥75歲	● 心力衰竭/中重度左室功能障礙 （EF≤0.4） ● 高血壓 ● 糖尿病 ● 女性 ● 年齡65～75歲 ● 血管疾病

房顫患者發生中風的風險是正常人的5倍

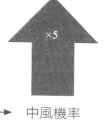

正常人　　　　　　　　　　　　房顫患者　　　中風機率

腦中風會遺傳給下一代嗎？

　　遺傳因素是腦中風發病的獨立危險因素。親屬（包括父母、兄弟姐妹）患有腦中風的人更容易發生腦中風。

　　有腦中風家族史的人更應該關注自己的健康問題，但也不要盲目悲觀，因為腦中風的發生是多個危險因素共同作用的結果。遺傳只是一方面因素，如果能保持健康的生活方式，遠離菸酒，積極控制高血壓、糖尿病、高血脂等疾病，絕大多數人都能避免腦血管病的發生。

健康生活小天使

遺傳小惡魔

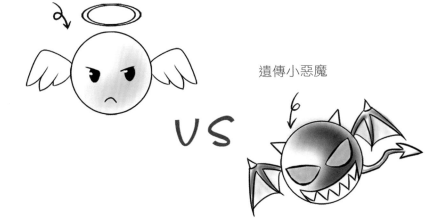

VS

自測你的血管幾歲了？

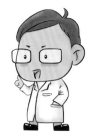

血管年齡自測表

項　　　　　　　　　　　　　　　目	是	否
情緒壓抑，過於愛計較		
不愛運動		
每天吸菸支數乘以年齡超過400		
爬樓梯時胸痛		
嗜吃泡麵及餅乾、點心		
偏愛肉類食品		
手腳發涼		
有麻木感		
忘性大，經常丟三落四		
血壓升高		
膽固醇或血糖升高		
直系親屬中有人死於冠心病或腦中風		

　　如果你符合其中1～4項，說明你的血管年齡尚屬年輕；符合5～7項，提示血管年齡超過生理年齡10歲以上；符合8～11項，說明你的血管年齡比生理年齡大20歲以上。

提醒：後兩種情況的出現，提示你患糖尿病、心臟病、腦中風的可能性較大。

工作忙，應酬多，經常熬夜，會不會得腦中風啊？

　　不規律的飲食和睡眠習慣，有可能造成血脂代謝異常，血壓升高，血液黏稠度增加，體重增加。時間久了，可能會導致動脈粥樣硬化，造成腦缺血；另一方面，某些腦血管畸形和動脈瘤在沒有出血時往往沒有症狀，但過大的壓力和疲勞可能會誘發腦出血，導致腦中風發作。

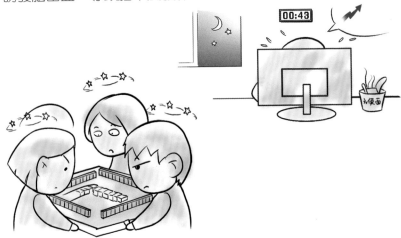

五魁首呀
六六六……

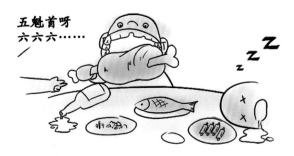

第3章

預防

腦中風是否可防可治？

腦血管有斑塊會影響正常生活嗎？

每年靜脈注射兩次是否可以預防腦中風？

腦梗死與季節有關係嗎？

腔隙性腦梗死是否很嚴重？

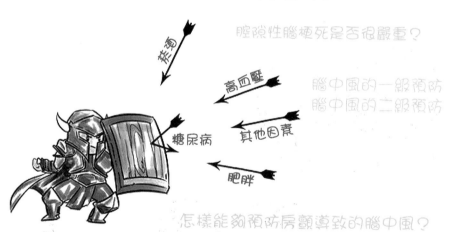

菸酒

高血壓

腦中風的一級預防
腦中風的二級預防

糖尿病　其他因素

肥胖

怎樣能夠預防房顫導致的腦中風？

腦中風是否可防可治？

🗨 不是所有的腦中風都是可預防的。

🗨 有高危因素和家族遺傳傾向者應該高度重視，積極控制高危因素，避免不良生活習慣，這樣可大大降低腦中風的發作機率。

🗨 已經有預警信號或者篩查發現有血管病變，應該積極就醫、認真接受評估，以決定是否接受進一步治療，這樣做，也會降低或者延後腦中風的發生。

🗨 先天的腦血管病變，如腦動靜脈畸形、腦靜脈畸形等要密切觀察。若發現這些病變血管有破裂的風險，應儘早治療，也可預防腦出血發生。

🗨 有房顫或者其他心臟疾病（如先天性心臟病），必須控制房顫，積極治療心臟疾患。

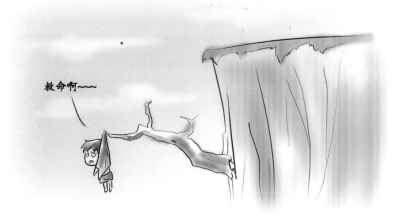

救命啊～～

腦中風的一級預防

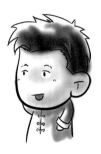

💬 改變不健康的生活方式（吸菸，酗酒，長期熬夜等）。

💬 控制體重、保持運動習慣。

💬 控制血壓、血糖。高血壓、糖尿病一旦確診必須終身服藥，血脂偏高要適當服用降血脂藥物。

💬 採低鹽低脂飲食。

💬 一旦有動脈硬化，必須規律服用抗血小板藥物。

💬 房顫或者有換瓣手術的患者必須抗凝治療。

戒菸戒酒

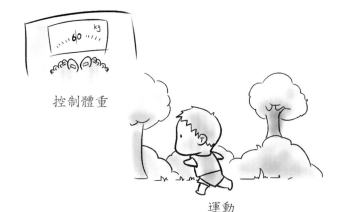

控制體重

運動

腦中風的二級預防

　　二級預防就是針對已經出現的預警信號，仔細查找原因，給予積極治療，減少併發症和後遺症，預防腦中風再發作。治療包括藥物治療、外科手術治療以及介入治療等方法。

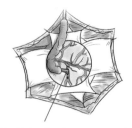

外科手術

大腦中動脈－
顳淺動脈搭橋術

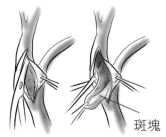

斑塊

內膜剝脫術

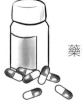

藥物治療

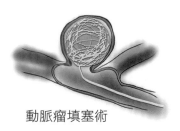

動脈瘤填塞術

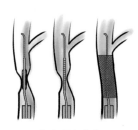

介入治療

支架形成術

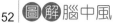

腦血管有斑塊會影響正常生活嗎？

Q 一般情況下斑塊不會脫落，也不會影響正常工作和生活。

Q 一定要查查你有沒有危險因素，如高血壓、糖尿病、抽菸等。

Q 如果血管超音波發現是不穩定斑塊，或者斑塊導致血管狹窄程度大於70%，要高度重視。

Q 如果狹窄程度大於70%，而且有預警信號（如肢體無力、口眼歪斜，走路跑偏……），就要求助醫生住院檢查，可能需要手術了。

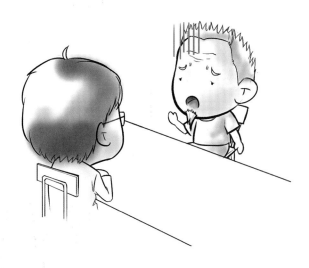

每年靜脈注射兩次是否可以預防腦中風？

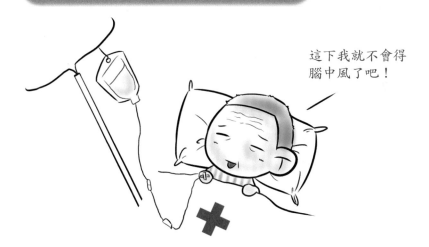

這下我就不會得腦中風了吧！

不能。

🗨 到目前為止，還沒有人對腦中風後每年定期靜脈注射和不靜脈注射的中風復發率進行過對比研究。

🗨 預防腦中風必須針對病因進行干預。

🗨 靜脈注射可能出現藥物不良反應，甚至產生嚴重不良後果。

🗨 靜脈注射會增加血容量，對嚴重心臟病患者有可能誘發或加重疾病。

🗨 預防腦中風是一個長期的過程，短期的靜脈注射幾乎沒有作用的。

腦梗死與季節有關係嗎？

有關係：

- 天氣寒冷會使交感神經興奮，從而導致血管收縮，如果本身已經有腦血管高度狹窄就會誘發腦中風發生。
- 可能會引起血液黏滯度增加或者血流緩慢，誘發腦中風。
- 天氣寒冷還會加重冠心病、房顫等疾病，誘發腦中風。

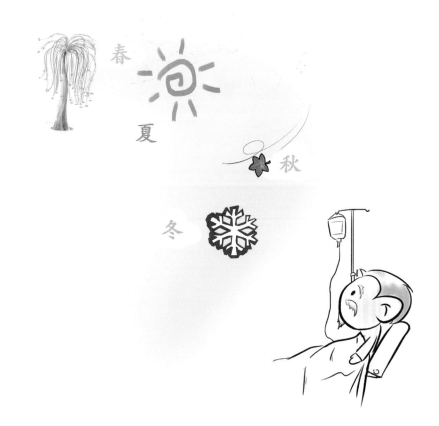

腔隙性腦梗死是否很嚴重？

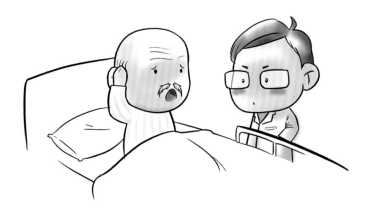

　　腔隙性腦梗死在臨床上較為常見，病因是腦血管中較小的血管閉塞，一般預後良好，但必須注意防止復發。反復發作可能導致比較嚴重的後果，如血管性癡呆、假性延髓麻痺、類帕金森綜合症、大小便失禁等。

腦中風患者的院外急救

　　當您遇到突然暈倒、口眼歪斜、流口水、說話含混不清或嘔吐、一側肢體癱瘓等症狀的病人時，請迅速撥打急救電話。在救護車抵達前，應使病人仰臥，頭肩部墊高，呈頭高腳低位，以減少頭部血管的壓力。將頭偏向一側，以防止痰液或嘔吐物引起嗆咳，或回吸入氣管造成窒息。如果病人口鼻中有嘔吐物阻塞，應設法摳出，保持呼吸道通暢。切忌盲目給病人餵水或飲料。可解開病人領口紐扣、領帶、褲帶、胸罩，如有假牙也應取出。

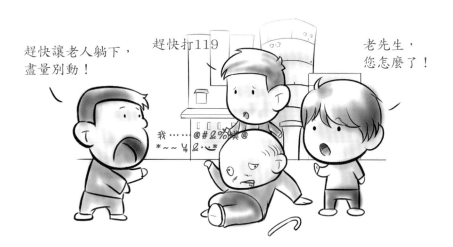

預防腦中風有哪些常見的誤區？

- 事實上，四五十歲甚至二三十歲就突發腦中風的人並不少見。
- 目前沒有任何科學研究證明，每年定期靜脈注射可以預防腦中風。
- 研究顯示，我國腦中風患者第一年復發率為5％，5年內復發率為30%。
- 如果患病後不注意，二次中風的風險非常大。
- 除了高血壓，如果存在腦血管狹窄、高血脂症、糖尿病等腦中風的危險因素，血壓不高也會患腦中風。

- 腦中風是「老年病」，只有老年人才會得。
- 腦中風不會有生命危險；發作過一次就好了；高血壓、糖尿病等危險因素與腦中風無關。
- 秋冬季靜脈注射能預防腦中風。
- 腦中風癒後不會復發。
- 血壓不高就不會患腦中風。
- 過於迷信保健品，認為用點保健品就好了。
- 有預警信號也不去做正規篩查。

怎樣能夠預防房顫導致的腦中風？

抗凝治療是預防腦中風發生的最有效方法。

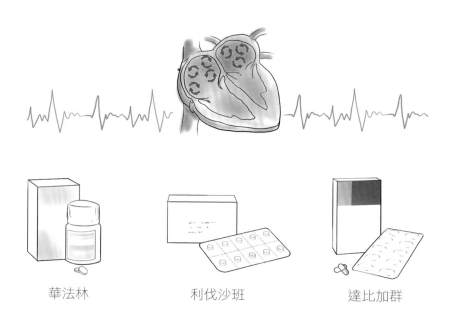

華法林　　　　　利伐沙班　　　　　達比加群

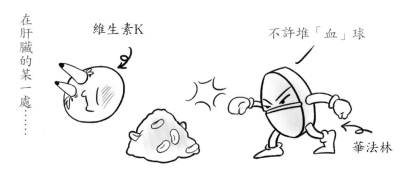

第4章

識別

腦血管病、腦中風、腦中風是一回事嗎？

什麼是腦中風預警信號？

FAST初步預測腦中風

耳鳴是腦中風的症狀嗎？

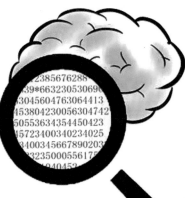

口眼歪斜一定是腦中風嗎？

突然嘴巴歪斜是不是腦中風？
突然說不出話是腦中風先兆嗎？
睡不醒、犯睏是不是腦中風前兆？
突然跌倒是腦中風嗎？
突然癱瘓是腦中風嗎？
眩暈一定是腦供血不足嗎？
一側肢體抖動是腦中風嗎？

哪些疾病容易誤診為腦中風？

腦血管病、腦中風、腦卒中是一回事嗎？

　　腦血管病不一定會發生腦中風，比如腦動脈瘤是腦血管病，但只要不出血就不會發生腦中風，而腦中風肯定是腦血管病，腦中風的學名叫「腦卒中」。腦中風一般分為腦梗死和腦出血兩大類。腦梗死就像水渠堵塞而土地乾旱了；腦出血就像決堤了，河水淹沒了村莊大地。

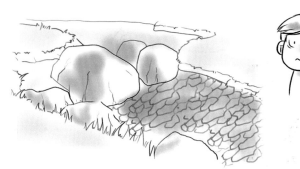

腦梗死就像水渠堵塞

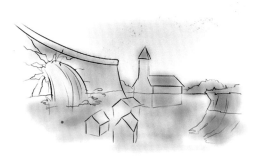

腦出血就像決堤了

什麼是腦中風預警信號？

　　大多數腦中風在發作之前都有一些預警信號，這些信號在幾分鐘或者幾秒種內可以緩解，往往被人們忽略或者有人抱有僥倖心理感覺會挺過去。預警信號包括：口眼歪斜、流口水、眼前發黑、看東西重影、突然眼皮垂下來、胳膊腿麻木無力、暈倒、突然頭痛、走路跑偏、站立或走路後頭暈、整天覺得像睡不醒、忘東忘西等。

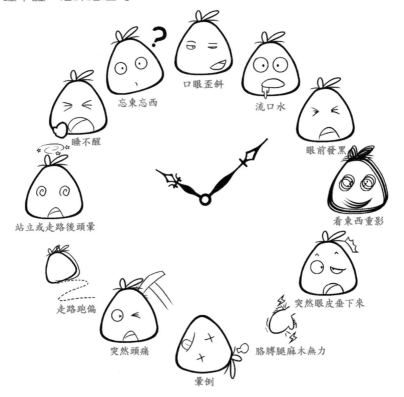

忘東忘西　口眼歪斜　流口水　睡不醒　眼前發黑　站立或走路後頭暈　看東西重影　走路跑偏　突然眼皮垂下來　突然頭痛　胳膊腿麻木無力　暈倒

什麼是TIA？

TIA就是腦中風嗎？

TIA發展為腦中風的風險究竟有多大？

TIA嚴格來說不是腦中風，TIA就是短暫性腦缺血發作（transient ischemic attack）的英文縮寫，也可以說是腦中風發生的預警信號，俗稱小中風。TIA發展為腦中風的風險可以用一個指數來測量：ABCD3-I，就是下面這個表格。對照相應的情況來加自己的分數。

分數越高，發展為腦中風的風險就越高。

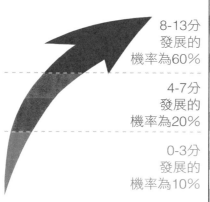

8-13分
發展的
機率為60%

4-7分
發展的
機率為20%

0-3分
發展的
機率為10%

（三個月內）

ABCD3-I

年齡≥60歲	1
血壓≥140/90mmHg	1
臨床表現	
單肢無力	2
不伴有肢體無力的語言障礙	1
持續時間	
≥60分鐘	2
10～59分鐘	1
糖尿病	1
（一周內）兩次TIA	2
超音波：同側頸內動脈狹窄≥50%	2
核磁：急性期DWI高信號	2

FAST初步預測腦中風

FAST原則快速識別腦中風：

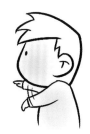

F 面部（Face）：請患者微笑，觀察一側面部是否沒有表情、僵硬，或者眼瞼、嘴角下垂。

A 上肢（Arm）：請患者將雙臂抬高平舉，觀察一側手臂是否無力而下垂。

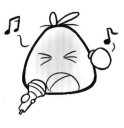
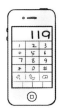

S 言語（Speech）：請患者重複一個簡單的句子，辨別發音是否清晰及語句是否準確。

T 時間（Time）：當出現上述三種情況中的任何一種時，需要立即就醫。準確記錄發作的時間，並告知接診的醫生和護士或者急救人員。

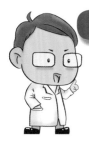

通過眼睛症狀辨別腦中風前兆

1.看東西模糊不清，而且偶爾看東西會出現重影，非常有可能是椎基底動脈血管有問題。

2.上眼皮最近突然抬不起來，有可能是顱內有血管瘤突然增大，要高度重視。

3.眼睛不明原因紅腫，眼球突出，有可能是顱內有動靜脈畸形或者動靜脈瘺。

4.一過性單眼發黑要高度警惕同側頸內動脈是不是有高度狹窄或者閉塞。

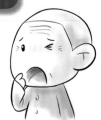

單眼突然看不見是腦中風嗎？

1.一過性眼前發黑有可能是眼動脈缺血症狀，間接提示同側頸動脈系統可能有狹窄或者閉塞。

2.雙眼一過性看不清有可能是全腦血管缺血導致。

3.視野缺損或者有一邊視野看不見了，可能是椎基底動脈缺血。

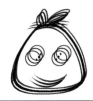

4.看東西重影或者眼前有黑點（飛蚊症），也可能是椎基底動脈血管缺血。

耳鳴是腦中風的症狀嗎？

　　耳鳴的原因很多，如中耳炎、顱內腫瘤、乳突炎等。動靜脈瘻或者動靜脈畸形所導致的耳鳴主要與引流靜脈方向有關係，椎基底動脈供血不足也會導致耳鳴。椎基底動脈供血不足可能會導致缺血性腦中風，而動靜脈瘻和動靜脈畸形也都有可能會導致腦中風。

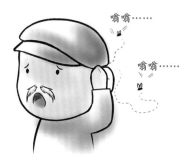

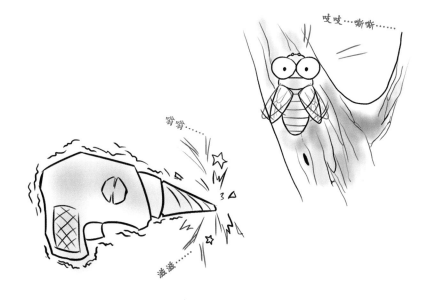

口眼歪斜一定是腦中風嗎？

　　不一定，口眼歪斜主要是由腦中風後中樞神經受損傷所致。有些病毒感染導致顏面神經麻痹也會出現口眼歪斜。

　　由於顏面神經是外周神經，而非中樞神經，因此不是腦中風，這樣的患者多數可以自行恢復。極少數因先天發育異常而出現的臉部不對稱或者眼睛歪斜就更不是腦中風了。

手軟拿不住筷子是腦中風嗎？

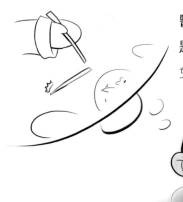

　　這個症狀非常有可能是腦中風發作的預警信號，可能有腦血管狹窄或者已經閉塞了，要儘快去專科醫院就診並篩查腦血管是不是有問題，如果有問題必須立即治療，避免腦中風發作。

通過嘴巴症狀辨別腦中風

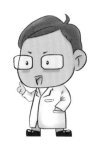

有以下情況要高度懷疑腦中風：

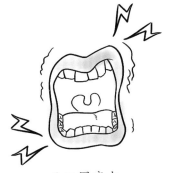

1.口周麻木

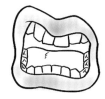

2.說話舌頭發軟，大舌頭

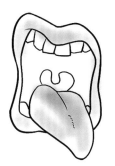

3.舌頭伸出來有點歪

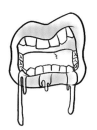

4.口角流涎

突然嘴巴歪斜是不是腦中風？

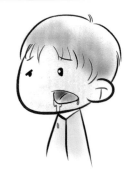

　　嘴巴歪斜也叫面癱，不一定是腦中風所致，也可能是顏面神經炎。

　　腦中風所致面癱大多是中樞性面癱，僅口角歪斜、一側鼓腮漏氣、鼻唇溝變淺，中老年人多見。

　　而顏面神經炎各年齡段都可能發生，病因有著涼，風吹或者病毒感染等。最大區別是顏面神經炎為周圍性面癱，除口角歪斜、一側鼓腮漏氣、鼻唇溝變淺外，還有同側閉目不嚴以及同側額紋變淺。

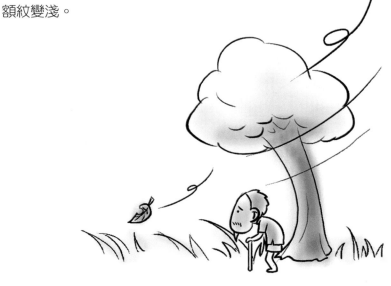

突然說不出話是腦中風先兆嗎？

> 有可能，如果持續不緩解，就可能會發展成腦中風。

> 說不出話的表現形式有找詞困難、構音不清、不能理解他人說話、大舌頭等。

> 如果合併肢體無力、麻木等其他症狀，就要高度懷疑腦中風發作。

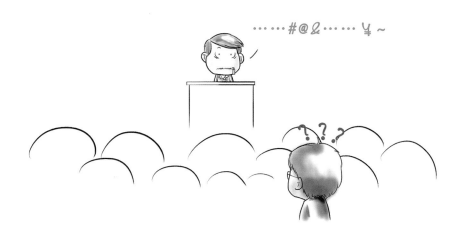

睡不醒、犯睏是不是腦中風前兆？

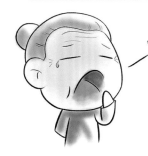

啊~~~

哈欠~

🗨 腦中風前兆的確可能出現嗜睡犯睏，經常感覺睡不醒的情況。

🗨 腦血管原因導致的犯睏有時會伴隨其他症狀，如看東西不清楚、胳膊腿麻木等。

🗨 排除身體其他重要臟器（心、肝、腎）的問題。

🗨 排除熬夜、酗酒、抽菸等不良生活習慣造成的疲倦。

🗨 排除精神因素及心理刺激。

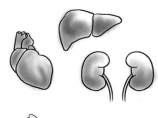

突然跌倒是腦中風嗎？

跌倒發作的原因很多，如果發生以下情況要考慮是腦中風導致的：

💬 一側肢體突然無力導致站立不穩。

💬 突然雙腿無力、跌倒在地。

💬 眩暈伴有噁心嘔吐或者四肢麻木無力。

💬 劇烈頭痛、脖子發硬，然後意識不清跌倒。

💬 突然雙眼發黑看不清前面的物體而跌倒。

一旦有以上情況，「跌倒」就有可能是腦中風發作的前兆或者已經有腦中風發生了，千萬不要忽視這個警示。

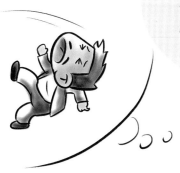

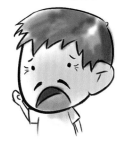

突然癱瘓是腦中風嗎？

很可能是！

其實在腦中風大發作之前都有一些預警信號，有些患者可能忽視了預警信號，另外，患者可能還有一些高危因素沒得到及時有效控制，這些都會導致腦中風。而一般忽視預警信號有以下幾個原因：

1.不認識腦中風預警信號。
2.知道了沒有重視。
3.抱有僥倖心理想挺過去。
4.認為吃點藥就可以治癒。
5.自覺身體好不會發生。
6.不遵從醫生的建議。

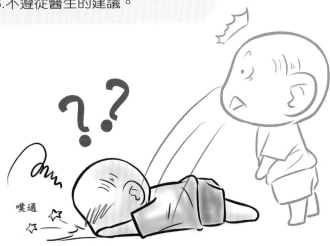

噗通

眩暈一定是腦供血不足嗎？

　　眩暈的原因很多，其中最常見的是耳石症，其次是慢性主觀性頭暈、前庭性偏頭痛。單純性眩暈很少由腦供血不足所致，但如果眩暈的同時伴隨其他症狀，如肢體麻木、無力或者發作時雙眼視物不清，看東西重影，就要高度懷疑是腦供血不足所致。

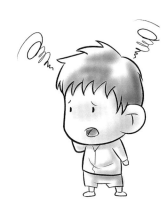

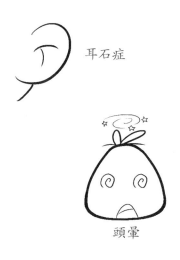

耳石症

頭暈

肢體麻木、無力

一側肢體抖動是腦中風嗎？

　　很多疾病可能會導致一側肢體抖動，如帕金森病、特發性震顫，但如果抖動同時伴有同側肢體麻木無力，就要查查腦血管是不是有問題，腦血管高度狹窄導致腦細胞缺血，會引起一側肢體抖動。

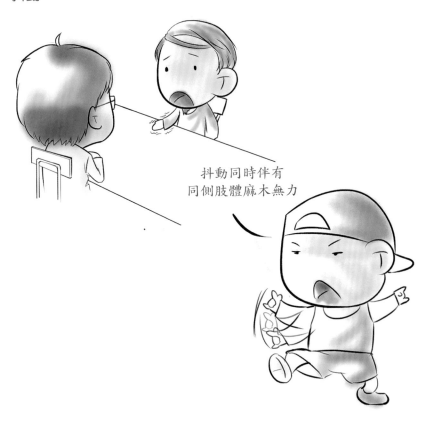

抖動同時伴有
同側肢體麻木無力

暈厥是腦中風的前兆嗎？

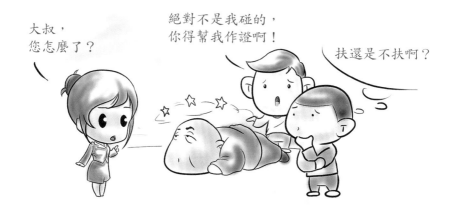

　　暈厥有可能是腦中風先兆，在腦血管多發狹窄的情況下可能會發生，一般伴有肢體麻木、無力、眼前發黑等。

　　暈厥是臨床上常見的症狀，占急診科患者0.9%～1.7%，占住院患者1%～3%。暈厥是指一過性全腦血流低灌注所導致的短暫意識喪失，特點是發生迅速，一過性，能夠完全恢復。

　　暈厥也包括神經介導的反射性暈厥，老年人出現反射性暈厥常伴有心腦血管疾病，表現為直立位或者餐後低血壓所導致；其次是心源性的，包括心律失常性暈厥和器質性心血管疾病性暈厥。

肢體麻木是不是腦中風？

肢體麻木應警惕是否為腦中風的前兆。如果只是短暫性腦供血不足，僅引起陣發性麻木。小的梗塞灶可能造成半身麻木；若梗塞範圍進一步擴大，症狀就會加重。

嚴重的梗塞還可產生對側肢體無力或癱瘓。因此，中老年人特別是高血壓、腦動脈硬化患者，一旦出現肢體麻木，或同時出現面部麻木、舌麻、口唇發麻等感覺異常時，不可掉以輕心，最好到醫院做相應的檢查。

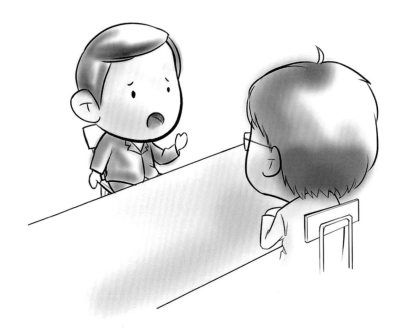

脈搏摸不著是無脈症嗎？是否會發生腦中風？

平常我們所指的脈搏是指支配上肢動脈的搏動，也就是中醫把脈的那根血管。

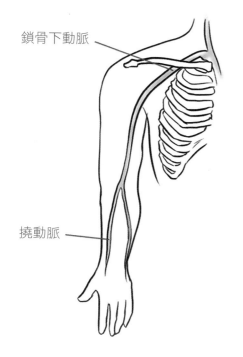

鎖骨下動脈

撓動脈

醫學上這條血管叫橈動脈，是鎖骨下動脈的終末分支，橈動脈或者鎖骨下動脈有閉塞或者狹窄都會導致「無脈症」，如果是鎖骨下動脈有問題，就可能會導致腦缺血發作。

鎖骨下動脈盜血是怎麼回事？

正常人兩條鎖骨下動脈從主動脈弓發出，主要功能是支配雙側上肢供血和椎基底動脈系統供血，如果一側有問題，對側就會支援，本來兩條椎動脈都向顱內供血，但是當要支援對側鎖骨下動脈血流時，有一部分會分流逆行向患側椎動脈供血，這種現象就叫盜血。

盜血可導致腦內相對缺血狀態，會出現一些腦缺血的症狀，嚴重者會發生腦中風。就像鄰居家沒飯吃了，我可以支援一點，但如果借得太多，自己也會吃不飽。

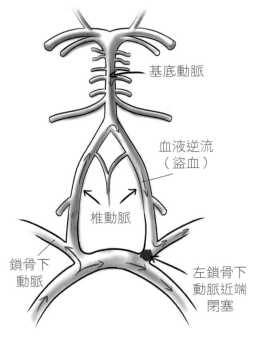

基底動脈

血液逆流（盜血）

椎動脈

鎖骨下動脈

左鎖骨下動脈近端閉塞

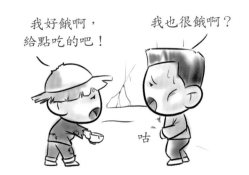

我好餓啊，給點吃的吧！

我也很餓啊？

咕

哪些疾病容易誤診為腦中風？

在所有表現為典型中風症狀的患者中，約有20%～25%患者並不是中風，而只是類似中風的其他疾病：

	確　診	占比（%）
誤 診 病 情	癲癇	20%
	暈厥	15%
	菌血症	12%
	功能性疾病	9%
	原發性頭痛（比如偏頭痛）	9%
	腦腫瘤	7%
	代謝性疾病	6%
	前庭性疾病	4%
	神經病變	4%
	癡呆	3%
	硬膜外或硬膜下出血	2%
	藥物及酒精濫用	2%
	短暫性全面遺忘	2%
	其他	6%

腦血管病患者為什麼還要做眼底檢查？

　　視神經與大腦相連，視神經外面包裹著蛛網膜，與腦內的蛛網膜下腔也相通。當顱內壓力增高，視神經就會有反應，表現為視乳頭水腫。

　　眼底檢查對於顱內病變的觀察和診斷有重要作用，而蛛網膜下腔出血常合併有眼底出血，也是診斷的重要指標之一。另外，通過眼底檢查還可以觀察到人體小動脈有沒有變化，從而瞭解腦動脈粥樣硬化的程度。

呼，還好我沒有血……

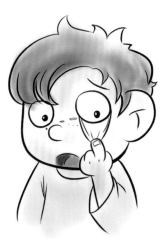

腦中風篩查如何測量血壓？

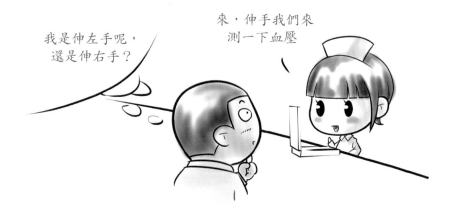

　　健康成年人雙側上肢之間的血壓測量值會有所差異，可能左側高於右側，也可能右側高於左側，但多數人兩側上臂的血壓差值一般不會超過20mmHg。若兩側上臂血壓測量值差異過大，需注意篩查血壓較低一側的鎖骨下動脈有無狹窄性病變。

　　初次就診的患者應同時測量雙側上臂血壓，雙側血壓測量值不同時，建議以血壓較高一側的血壓讀數作為診斷與療效評估的依據。

第 **5** 章

檢查

頸動脈超音波是什麼檢查？

經顱多普勒超音波是什麼檢查？

MRA是什麼檢查？
CTA是什麼檢查？
DSA是什麼檢查？

MRA、CTA和DSA有什麼區別？

患了腦中風為什麼要檢查心電圖？

哪些支架、瓣膜可以做核磁共振？
腦中風篩查需要做哪些項目？
腦中風篩查為什麼要做那麼多檢查？

冠脈搭橋手術前為何要檢查頸動脈？

頸動脈超音波是什麼檢查？

腦血管超音波可以檢查頸部大血管，除了檢查動脈血管外，還可以檢查靜脈血管。腦血管超音波主要觀察四個指標：

- 斑塊：檢查血管內有沒有斑塊、斑塊的大小、是不是穩定斑塊、斑塊內有沒有出血、有沒有鈣化、斑塊纖維帽是否完整等。
- 頸部大血管是不是有狹窄，狹窄程度以及狹窄局部血流速度。
- 頸部大靜脈血管有沒有問題。
- 頸部血管手術後復查（支架或內膜剝脫）。

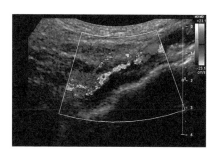 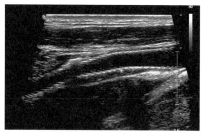

支架前後頸動脈超音波圖

經顱多普勒超音波是什麼檢查？

　　多普勒是通過超音波技術，使用一個很小的探頭能夠探測到顱內血管的血流速度，血流頻譜，以及腦血管阻力指數。

　　綜合這三個指標就可以判斷各條腦血管是否存在狹窄、狹窄程度，以及腦血管動脈硬化的程度。

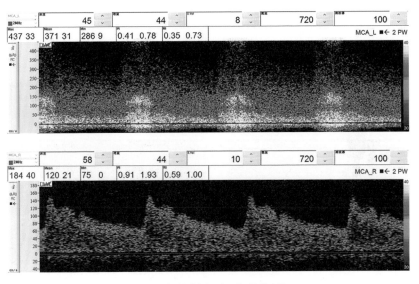

經顱多普勒超音波成像圖

MRA是什麼檢查？

　　MRA是核磁共振血管造影（Magnetic Resonance Angiography）的簡稱，是利用電磁波產生身體二維或三維結構圖像的一種檢查方法，是對血管和血流信號特徵顯示的一種技術。

　　MRA作為一種無創傷性的檢查，與CT及常規放射學技術相比具有特殊優勢，一般情況下它不需使用對比劑，血液的流動即是MRI成像固有的生理對比劑。

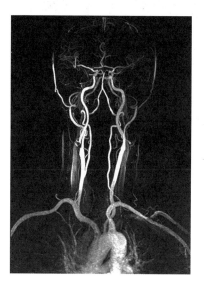
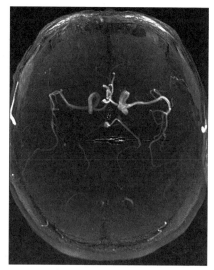

MRA成像圖

CTA是什麼檢查？

　　就是電腦斷層掃描（CT）血管造影，是指給需要檢查的患者在靜脈中快速注入一種對比劑（造影劑），通過人體血液循環，在腦動脈和腦靜脈循環過程中對比劑濃度達到最高峰值的時間內進行掃描，經工作站的後處理重建出血管的三維立體影像。CT血管成像可以同時顯示腦血管腔內、腔外和血管管壁病變。

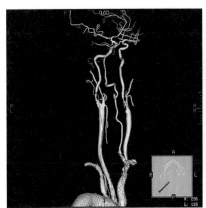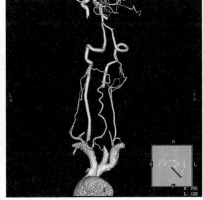

CTA腦血管成像圖

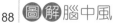

DSA是什麼檢查？

　　DSA是數位減影血管造影（Digital subtraction angiography）的簡稱，是在X光線下動脈內使用造影劑使血管顯影。這種技術通過數位化處理，把不需要的軟組織、骨頭等組織影像刪除掉，只保留血管影像，其特點是圖像清晰，解析度高，對腦血管疾病的診斷及介入治療提供了真實的立體圖像。

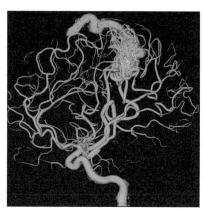
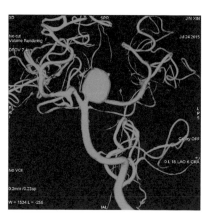

動靜脈畸形　　　　　　　　　　　動脈瘤

DSA腦血管成像圖

MRA、CTA和DSA有什麼區別？

MRA
（核磁共振腦血管成像）

是腦血管疾病無創檢查的一種，一般不需要造影劑，特殊情況下才使用造影劑，但是解析度較低。

CTA
（CT腦血管成像）

雖然也是一種無創的方法，但需要注射含碘的造影劑，在做之前需要瞭解腎功能情況（造影劑通過腎臟排泄），可以快速完成，解析度較MRA有所提高。

DSA
（數位減影血管成像）

解析度最高，是診斷腦血管疾病的「金標準」。缺點是需要進行動脈插管，屬於微創手術。

腦血流灌注是什麼檢查？

　　腦血流灌注主要是看腦血管狹窄或者閉塞後，所供應的腦組織是否缺血及側支循環的好壞，這是決定治療方法的重要指標，以此為依據，決定選擇內科治療、介入治療，還是外科手術。

　　通常腦血流灌注主要通過CT或者核磁共振注入造影劑來完成，即CT灌注或核磁灌注。更加準確的檢查是Xe-CT和PET-CT，SPECT，可以做局部腦血流定量分析。

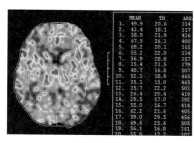

Xe-CT

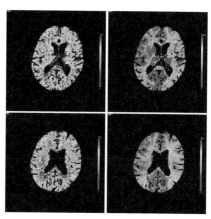

CT灌注

腦血流灌注成像圖

患了腦中風為什麼要檢查心電圖？

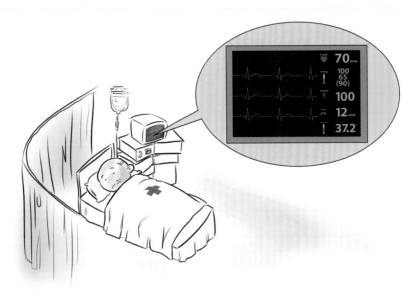

　　　　冠心病是誘發腦血管病的重要因素之一，且腦血管病和冠心病都是在動脈粥樣硬化的基礎上產生的，冠心病和腦血管病可以同時發病。此外，一般腦血管病的臨床症狀多且重，容易引起重視，而急性心肌供血不好卻易被忽視，腦中風患者及時進行心電圖檢查，能夠篩查患者的心臟疾病風險，避免發生漏診。

哪些支架、瓣膜可以做核磁共振？

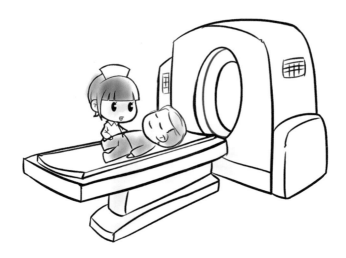

💬 頸動脈支架與顱內支架，無論是金屬裸支架，還是藥物塗層支架，都可以做。

💬 市面上幾乎所有的人工心臟瓣膜與瓣環，可以在任意時間進行≤3T的核磁共振檢查。

💬 大部分的縫合與封堵器材都可做核磁共振，說明書上會標注是否進行了檢測。

💬 絕大多數下腔靜脈濾器可以做核磁共振，但有少數弱磁性的器械，指南推薦最好間隔6周再進行核磁共振檢查。

腦中風篩查需要做哪些項目？

看腦血管 有沒有問題	腦血管檢查 （無創）	頸部血管超音波 腦血管超音波多普勒（TCD） 核磁共振腦血管成像（MRA）
	腦血管檢查 （微創）	CT腦血管成像（CTA） 數位減影血管成像（DSA）
看腦組織 有沒有病變	腦組織檢查	CT 核磁共振
看腦血流 夠不夠用	腦血流評估	CT灌注成像（CTP） 核磁共振灌注成像 PET SPECT

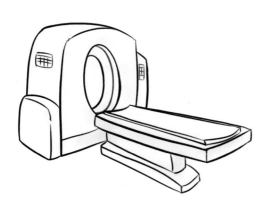

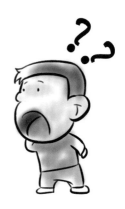

腦中風篩查為什麼要做那麼多檢查？

🗨 腦血管多普勒和頸部血管超音波是無創檢查，可大致判斷顱內外血管的情況。

🗨 如果發現有問題或與臨床不符，必須要進行更進一步的檢查，比如CTA或者MRA等。

🗨 如果需要做手術就必須要做DSA檢查。

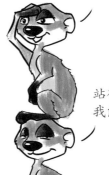

啊，上面的空氣好好哦，而且我能看到很小的細節。

站得高，看得遠，我能看到更遠！

我們狐濛家族是可以站起來的哦，這樣會看得更清楚！

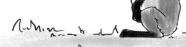

篩查問題二合一（一）

側支循環需要做哪些檢查？

經顱超音波多普勒，CTA，MRA及DSA都可以判斷腦血管側支循環狀況。側支循環好不好不但要看血管，還要看灌注，所以必要時要做CT或者核磁共振灌注檢查。

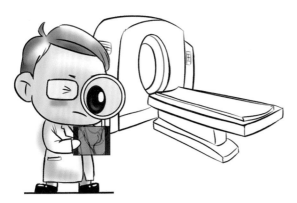

腦中風篩查為什麼要檢查頸部動脈？
哪些檢查可以發現頸動脈狹窄？

頸動脈狹窄是導致腦中風發作的重要原因之一，所以要進行頸動脈篩查。頸部血管聽診，頸部血管超音波，CTA，MRA都可以發現頸動脈狹窄。

篩查問題二合一（二）

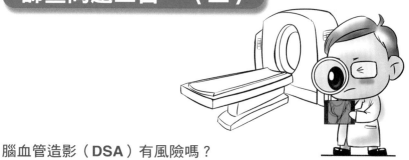

腦血管造影（DSA）有風險嗎？

　　有0.1%～0.3%的風險，包括：

- 局部併發症有穿刺部位出血、血腫。
- 全身性併發症一般是對造影劑的過敏反應，
  如蕁麻疹、噁心、嘔吐、休克及腎功能損害
  等。
- 神經系統併發症包括腦血管痙攣、腦梗塞、
  失明、面癱及神經系統損害等。

腦血管病患者為什麼要檢查腦脊液？

　　CT或MRI檢查對腦出血和腦梗死沒有爭議，一般不做腦脊液檢查，而對蛛網膜下腔出血，特別是小量出血者，檢查腦脊液是必不可少的。因為輕微的蛛網膜下腔出血往往易被誤診為感冒、誤傷、落枕而不被重視，耽誤病情。

冠脈搭橋手術前為何要檢查頸動脈？

　　冠脈搭橋手術需要全身麻醉，且在手術過程中可能要降低全身血壓，在正常血壓下腦血管狹窄可能不會導致腦細胞缺血，但如果全身血壓降低就可能會導致腦缺血，就像水泵一樣，如果正常壓力下可以將水抽到高處的流量是正常的，而水管腔細了水壓增加也會勉強夠用，但如果水壓不夠管腔又細了，那就會導致缺水。

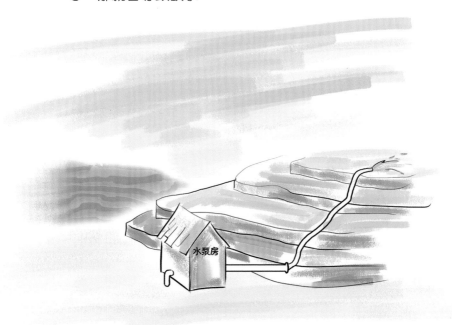

水泵房

第6章

藥物治療

有心腦血管狹窄，血壓控制在多少合適？

降壓你問我來答

有心腦血管狹窄，血壓控制在多少合適？

他汀類藥物真的能使斑塊縮小嗎？

血管狹窄吃藥能好轉嗎？
血脂不高還需要服用降血脂藥物嗎？
服用他汀類藥物需要定期檢查肝功嗎？
服用他汀類藥物肝功能指標升高怎麼辦？
按時服用藥物為何血管斑塊仍然長大？

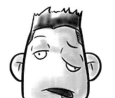

吃中藥能否預防腦中風？

洗血治療腦中風可靠嗎？

高血壓

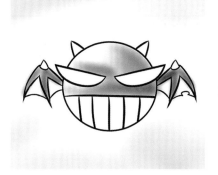

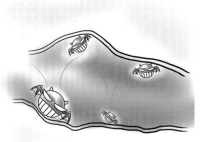

我是高血壓，你猜我為什麼叫高血壓呢？當然是因為血壓高啊。

我是非常好動的，就喜歡跳啊跳啊跳啊跳，你如果叫我暴脾氣，我沒意見！

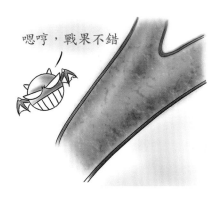

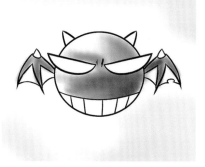

我跳啊跳的，目的就是要讓血管內皮遭到損傷。

沒錯，我就是為了破壞而生！

降壓行者

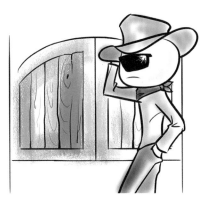

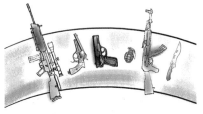

我是降壓行者，軍團？拉倒吧！對抗高血壓除了我還有誰？

我有六種武器來對抗高血壓（利尿劑、β受體阻滯劑、鈣離子拮抗劑、ARB、ACEI、α受體阻滯劑）。

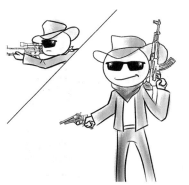

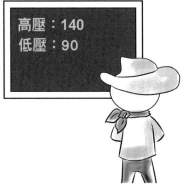

高壓：140
低壓：90

隨便哪種武器，幾分鐘搞定。不過有時對手過於強大的話，我也會根據情況增加武器的。

只要血壓達標，我就完成任務，我就是為了對抗高血壓而生的。

降壓你問我來答（一）

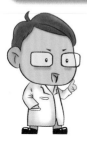

降壓藥物用得太早會導致以後用藥無效嗎？	血壓升高後，心、腦、腎等多個器官會在不知不覺中受到損害。血壓控制得越早，越能預防重要器官受到傷害，其遠期的預後越好，千萬不能等到併發症出現，那就已錯過了最佳治療時機
服用降壓藥物會影響肝腎功能嗎？	服用降壓藥物確實可能會有一定的不良反應，但相比高血壓致殘、致死的嚴重後果而言，服用降壓藥物的獲益更大
去醫院復查時需要停用降壓藥嗎？	降壓治療是一個長期過程，醫生更關注服藥後血壓水準，因此，無論是否去醫院就診，均應按時服藥

降壓你問我來答（二）

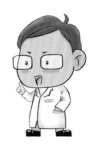

保健品是否有降壓作用	有高血壓的人應當到醫院正規就診，所謂能夠根除高血壓的說法都是偽科學，如不遵醫囑而採取一些不科學的治療方法，反而易導致中風、心肌梗死的發生
蛛網膜下腔出血需要降壓嗎？	需要降壓，防止短時間內再次出血，積極查明出血原因，給予對症治療
長期用藥會產生耐藥性嗎？	目前沒有證據顯示長期服用同一種降壓藥會出現耐受性而導致療效下降，所以在血壓控制良好的情況下，不要自行換藥，以免血壓波動導致意外發生

降壓與中風二合一

降壓能夠防止腦中風再次發作嗎？

高血壓是腦中風再次發作的重要危險因素。患者血壓水準高於 160/100 mmHg，可使腦中風再發生的風險明顯增加。首次腦中風後的患者，不論既往是否有高血壓史，均須密切監測血壓水準。所以在腦中風的預防中，降壓達標，特別是收縮壓達標非常重要。高血壓合併腦血管病患者血壓控制目標在 ＜ 130/80mmHg。

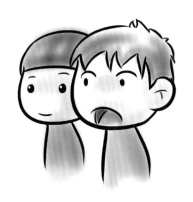

降壓治療能夠降低腦中風發作嗎？

降低舒張壓和收縮壓使腦中風的發生率降低 42%，在單純收縮期高血壓的老年患者中，降低血壓使腦中風的發生率平均降低30%。

有心腦血管狹窄，血壓控制在多少合適？

如果合併心腦血管狹窄的情況，血壓不能降太低，收縮壓要保持在130～150mmHg，如果存在高度狹窄而且不能耐受降壓，血壓應該再適當調高一些，並且積極解除血管狹窄，防止腦中風和心肌梗塞發作。

收縮壓142mmHg，
血壓剛剛好哦！

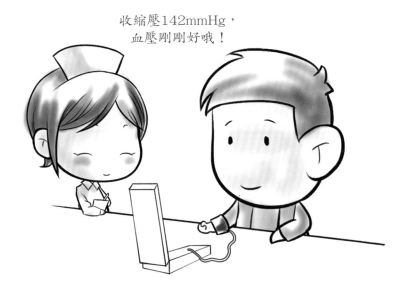

血脂

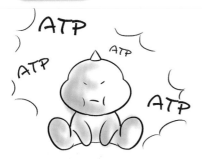

我叫血脂，是血液裡的一種物質，起到運輸能量的作用。你這個死胖子！

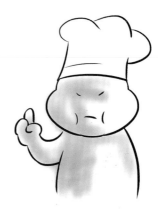

都說我太肥了，就起到負面作用了。那個時候我廚藝精湛，除了小米粥什麼都不會。你才是死胖子！

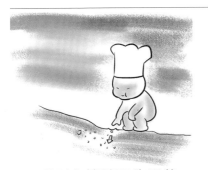

看到血管壁不夠平整，我就會用小米粥填住，但我沒有想到它會漏進去，於是就陷入了我繼續填、它又繼續漏的惡性循環。但我就想把這裡填住。你才是有強迫症的死胖子！

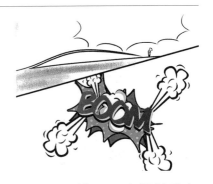

積累越多，我們就黏在一起形成斑塊。斑塊是有可能破裂的。你才是闖禍的死胖子！

他汀

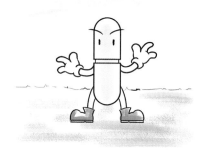

我叫他汀，可不是什麼小賈斯汀。我的作用是幫助血脂減肥。

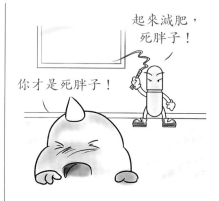

當血脂增高的時候，斑塊的數量會增多，體積會變大，帶來更多的威脅。

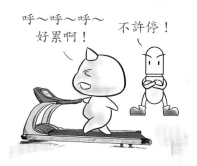

這時我就會來讓血脂減肥，而且不會讓它們黏到一起成為斑塊。

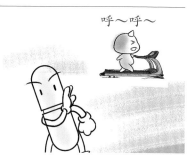

告訴大家一個秘密，我還可以使斑塊變得更加穩定，這樣斑塊就不容易破損。

他汀類藥物真的能使斑塊縮小嗎？

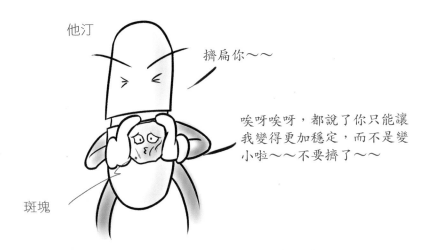

他汀

擠扁你～～

唉呀唉呀，都說了你只能讓我變得更加穩定，而不是變小啦～～不要擠了～～

斑塊

- 他汀類藥物治療動脈粥樣硬化的機制是通過降低低密度脂蛋白C，減少脂質在血管壁的沉積，抑制斑塊的形成，減輕斑塊的脂質負荷。

- 他汀還可通過改善內皮細胞功能、抗氧化和抗炎等發揮降脂外的抗動脈粥樣硬化作用。

- 他汀還能直接作用於斑塊，改變其成分和生物學特性等，使斑塊更趨於穩定。

- 可以改善微循環，促進腦細胞功能恢復。

血管狹窄吃藥能好轉嗎？

- 動脈粥樣硬化斑塊是導致血管狹窄的主要原因，另外動脈夾層、血管炎都可能會導致腦血管狹窄。

- 目前還沒有能夠使斑塊明顯縮小的藥物，但有一些如他汀類藥物可以穩定斑塊，有一些斑塊可以縮小，但是大部分不會縮小。

- 如果是動脈夾層導致的狹窄，抗凝治療或者強化藥物治療，包括他汀類藥物和抗血小板藥物，可以使部分狹窄血管恢復正常。

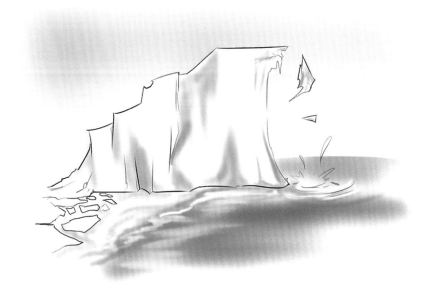

血脂不高還需要服用降血脂藥物嗎？

　　已經有動脈粥樣硬化或者有腦中風高危因素的人群應該長期服用降脂藥，不僅可以降低血脂，還可減慢動脈粥樣硬化的發展進程，尤其是穩定動脈粥樣硬化斑塊。

　　如果頸動脈超音波提示頸動脈有動脈粥樣硬化斑塊，尤其是不穩定斑塊，即使血脂不高，也應長期服用他汀類降脂藥來穩定斑塊，預防腦中風。

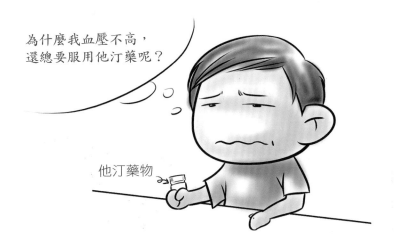

為什麼我血壓不高，
還總要服用他汀藥呢？

他汀藥物

服用他汀類藥物需要定期檢查肝功能嗎？

在用他汀類藥物前應檢查肝腎功能、血脂、肌酸激酶，用藥3個月復查上述指標。

💬 如果肝腎功能及肌酸激酶均正常，說明患者耐受性良好，可長期服用，以後一般半年或一年復查一次即可。

💬 如果上述指標輕度增高可暫時觀察，定期檢測。

💬 如果指標明顯增高，應及時詢問醫生是否停止用藥或者減量。

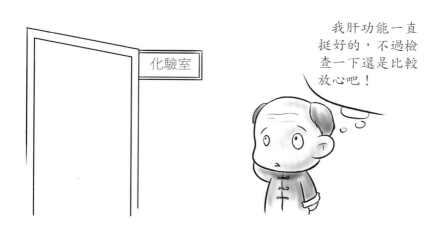

化驗室

我肝功能一直挺好的，不過檢查一下還是比較放心吧！

服用他汀類藥物肝功能指標升高怎麼辦？

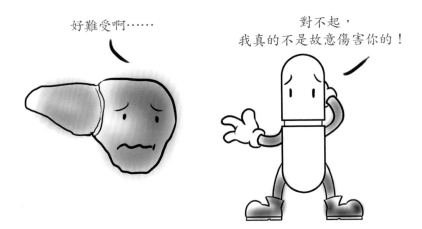

好難受啊……

對不起，
我真的不是故意傷害你的！

　　絕大多數患者服用他汀不會出現轉氨酶升高，極少患者服用他汀會出現一過性轉氨酶升高，如果轉氨酶大於3倍正常上限的話，酌情減量或停用一段時間即可恢復。

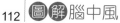

按時服用藥物為何血管斑塊仍然長大？

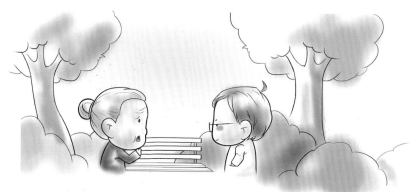

💭 斑塊形成機制比較複雜。

💭 不是所有斑塊對藥物治療都起反應，並且吃藥也並不能使斑塊縮小，就像人上了年紀，靠化妝品是不可能消除皺紋的。

💭 只要斑塊穩定沒有潰瘍或出血，沒有造成管腔狹窄度大於70%，就不用擔心。

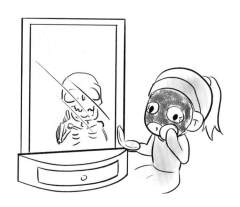

血小板（一）

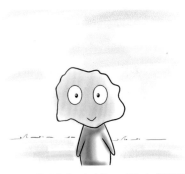

我叫血小板，是血管裡體積最小的血細胞，隨機生成的顏值什麼的，我完全不在乎呦～

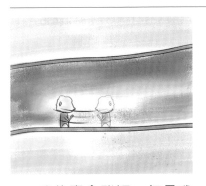

我的壽命雖短，但是我兄弟多呀，而且我們都是不同形狀的呦。

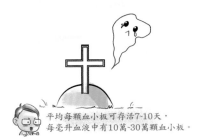

平均每顆血小板可存活7-10天，每毫升血液中有10萬-30萬顆血小板。

我們兄弟間有著同樣的工作，就是分佈在血管裡的每一個角落不停地巡查，巡查期間絕不能手拉手。

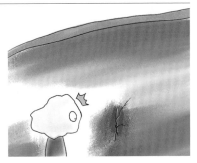

一旦發現有破損，不管大小深淺裡外，便會立刻通知其他兄弟們前來援助。這時候我們便會手拉手，修復傷口。我們可沒有同志情哦～

血小板（二）

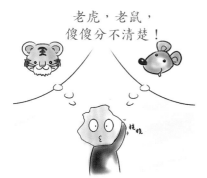

我們雖然工作能力強，但是智商還是有限……

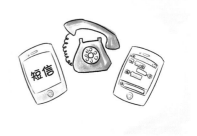

一旦發現破損，我們便會發簡訊（TXA2）、打電話（ADP）、發QQ（PDE）、發line（AC），用這些方法來召集我們的好同志。

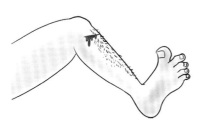

只要有傷口，我們便會完美地止血修復。

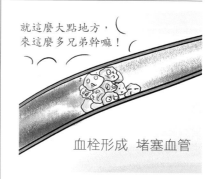

血栓形成 堵塞血管

但有時候嘛，也會好心辦壞事的。

血小板（三）

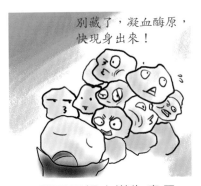

別藏了，凝血酶原，
快現身出來！

然而已經人滿為患了，
我感覺還是要召喚強大的援軍。（也許我做錯了吧～）

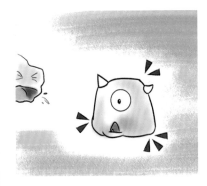

於是，凝血酶原就這樣變成凝血酶出現了。

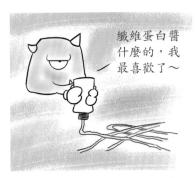

纖維蛋白醬什麼的，我最喜歡了～

凝血酶將纖維蛋白原變換成纖維蛋白，然後像擠沙拉醬一樣覆蓋在血小板上面。

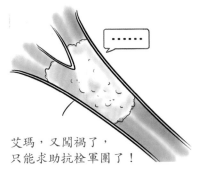

⋯⋯⋯

艾瑪，又闖禍了，只能求助抗栓軍團了！

血栓就這樣越來越大。

抗栓軍團

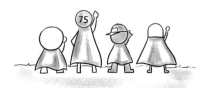

我們是——抗栓軍團！

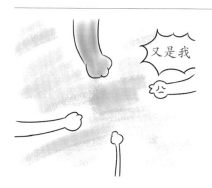

一個人去就搞定了，多了的話某些情況下反而會使得血止不住哦。

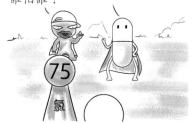

殺雞焉用牛刀？大多數情況下我們是不會全部出動的。

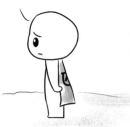

不過必要時會採取雙抗，如：新發腦梗死，反復發作TIA，支架術前術後。

阿司匹林

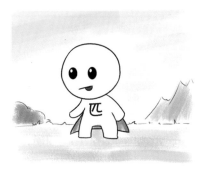

我叫阿司匹林，是抗栓軍團中的一員。

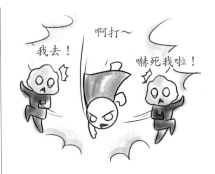

我可以阻斷血小板這些同志互發短信（TXA2）。

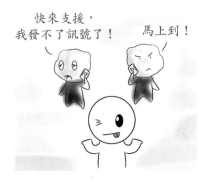

然而打電話什麼的，我可無能為力哦。

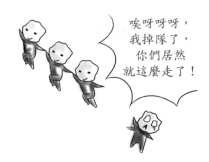

所以，血小板還是會聚集的，只是相對會少一些。

氯吡格雷

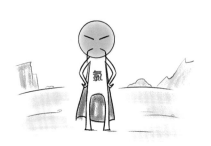

咳咳，沒錯！在下就是氯吡格雷。

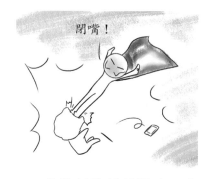

我的任務就是阻止同志們打電話（ADP）。

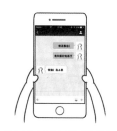

至於其他的情況嘛，在下一概不管。

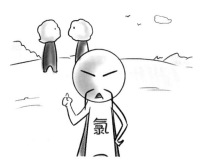

這樣，血小板多少還是會聚集一些的。

西洛他唑

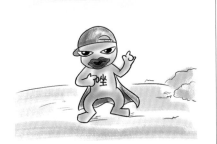

呦～呦～我的名字叫～
西洛他唑～

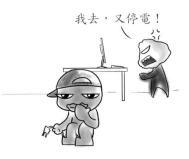

我去，又停電！

阻止聊ＱＱ～方法我很
多～拔掉電源～～同志們就
沒得聊～～切克鬧～

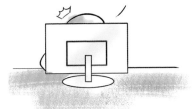

什麼情況？
正聊著，螢幕怎麼黑了？

聽說～～同志～們，
呦～呦～在聊ＱＱ（ＰＤＥ）。

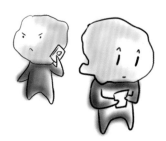

打電話、發line、不關我
的事。

雙嘧達莫

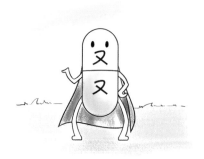

我是緩釋雙嘧達莫，抗栓當然也有我的份哦。

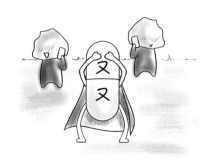

打電話什麼的，我可什麼都沒有看見哦～

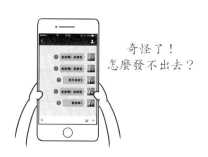

奇怪了！
怎麼發不出去？

我可以阻斷同志間line（AC）的信號，朋友圈曬幸福都是不可能的哦。

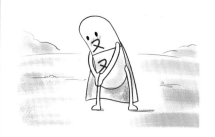

畢竟同志也有情嘛～

抗栓抵抗

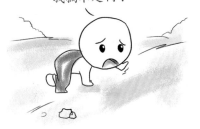

然而某些時候，血小板是對某一種抗栓藥物有抵抗力的。

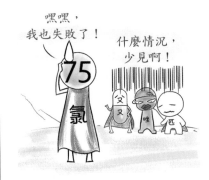

也有很少的情況，對兩種藥物都有抵抗力哦。

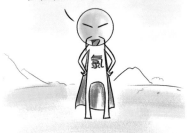

這時可以考慮選擇其他藥物或者抗凝藥物。

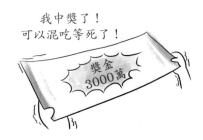

也有可能四種藥物都不起作用，不過機率相當低，等同於中三千萬大獎的機率了。

抗栓無效

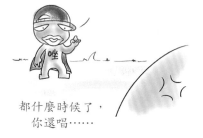

同志耍賤招，我們搞不定，呦～呦～凝血酶真真可怕，切克鬧～

都什麼時候了，你還唱……

當凝血酶原被啟動，就會使纖維蛋白原變換成纖維蛋白，血栓就會飛速成長。

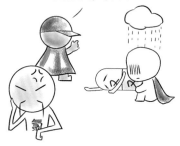

失敗，失敗，只因大意失荊州啊！

這時抗栓藥物基本都無效了。如果這樣的情況發生了。

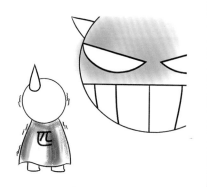

或者血栓已形成，出現腦中風症狀時。

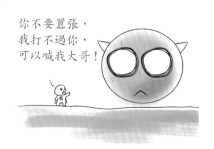

你不要囂張，我打不過你，可以喊我大哥！

請迅速撥打119，去醫院接受溶栓。

什麼叫雙抗？

　　雙抗是指同時服用兩種抗血小板藥物，一般是指阿司匹林和氯吡格雷（波立維）。兩種藥物抗血小板作用的機制不同，同時服用可減少血小板聚集導致血栓的風險。

　　一般情況下不建議同時用兩種藥物，因為會增加腦出血或其他部位出血的風險。

　　雙抗只在特殊的情況下服用：

🔍 TIA或小中風發作三個月之內。

🔍 有症狀的腦血管高度狹窄而暫時不需要做外科手術或者支架手術。

🔍 腦血管支架手術後三個月內，如果使用藥物洗脫支架，則服用9個月左右。

　　服用兩種抗血小板藥物要密切關注有無皮膚瘀斑，牙齦出血等併發症。

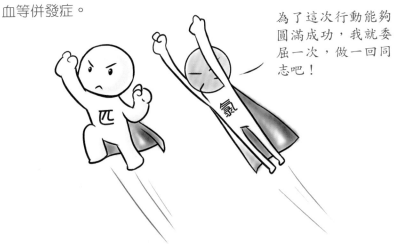

為了這次行動能夠圓滿成功，我就委屈一次，做一回同志吧！

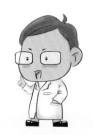

藥物問答

○ 降血脂藥物究竟要服用多大劑量？

一般情況下服用醫生推薦劑量，對於中風高危人群可以適當增加劑量（急性缺血性腦中風發生後、有明顯不穩定斑塊、腦動脈夾層）。

○ 他汀類藥物早上吃好還是晚上吃好？

目前沒有關於他汀類藥物早晚服用的效果和不良反應的對照研究，從藥物機制方面來看，早晨或晚間服用都是可以的。

○ 降血脂藥物和抗血小板藥物可以同時服用嗎？

這兩種藥物的作用機制不同，藥物之間也不會發生化學反應，因此可以同時服用。

○ 腦中風患者一般常服用哪些藥物？

抗血小板藥物；降脂藥物；改善微循環藥物；降壓藥物（如果有高血壓）；降糖藥物（如果有糖尿病）。

○ 抗血小板藥物有副作用嗎？

任何一種藥物都有副作用，但是與其治療作用相比，副作用發生比例非常低。抗血小板聚集藥物的常見不良反應有皮疹、腹瀉、腹痛、消化不良、顱內出血、消化道出血等。

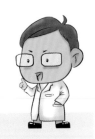

阿司匹林餐前吃還是餐後吃好？

普通阿司匹林在餐後服用，但是阿司匹林腸溶片（如拜阿司匹林）建議早餐前1小時服用，如果早餐前服拜阿司匹林有胃腸道不良反應，可嘗試夜間睡前服藥。可以明顯降低藥物對胃的刺激症狀。

服用雙抗（兩種抗血小板藥物）皮膚出現瘀斑怎麼辦？

應該立即到醫院檢查凝血指標，另外儘快諮詢醫生是否可以暫時停用一種抗血小板藥物。

針灸能代替藥物嗎？

不能替代，針灸對於腦中風後遺症如偏癱等的康復有一定的效果，但是不能替代藥物。

阿司匹林是否要終身服藥？

阿司匹林是有效預防腦中風復發的首要治療藥物。對於有動脈硬化而且沒有用藥禁忌症的人，儘量終身服用抗血小板藥物。

煙霧病是否有能治好的藥物？

沒有！

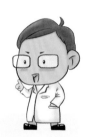

腦血管瘤是否有能治好的藥物？

沒有！

是不是有治療腦中風的特效藥？

除了中藥或者其他草藥，目前全世界治療腦中風的藥物都是一樣的，沒有哪家醫院或者某個醫生有特效藥物可以治癒腦中風。

腦中風什麼情況下使用抗凝治療？

如果房顫已經導致腦中風發作，必須使用抗凝藥物預防腦中風再發作。

聽說幹細胞治療腦中風有效，能使偏癱恢復，這可能嗎？

目前還沒有足夠的證據證明幹細胞移植能夠治療和預防腦中風發作。

醫生說我吃抗血小板藥物沒有作用該怎麼辦？

可能存在著對某一種抗血小板藥物的抵抗，可以換另外的抗血小板藥物。

吃中藥能否預防腦中風？

嗯，你這個中西藥結合，
既能夠調理，也能治病啊！

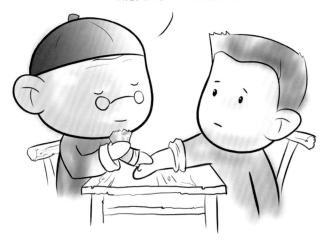

中藥治療腦中風沒有足夠證據，有大量經驗顯示對腦中風有一定治療作用，可以根據患者具體情況使用。

但是中藥對腦血管病的治療作用不能取代西藥，可以聯合用藥，給患者提供更好的預防腦中風的治療方案。

腦中風患者同時服用幾種藥物發生了皮膚瘙癢怎麼辦？

可能是某一種藥物過敏，可以去醫院諮詢醫生，找出過敏藥物，如果可以停用就停用，如果不能停用，看看是否有其他可替代的藥物。

另外，一旦確診是過敏，要適當服用抗過敏藥物。

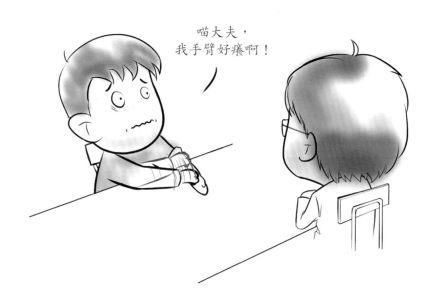

抗凝治療房顫是否可以完全預防腦中風？

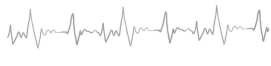

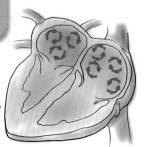

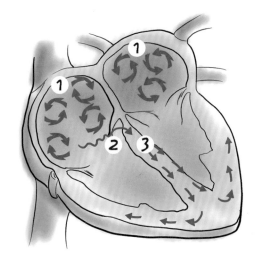

不一定，要找出房顫原因，積極治療原發病，才能徹底解決這個問題。

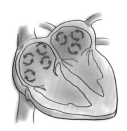

1.房性纖顫沖動

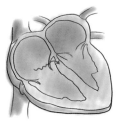

2.混亂的電信號通過房室結

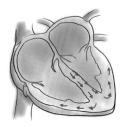

3.快速的室性電沖動

腦血管狹窄合併房顫應抗栓治療還是抗凝治療？

　　抗凝藥物和抗栓藥物聯合應用可能會導致出血風險增加，因此，如果有嚴重腦血管狹窄（>70%），而且已經有過TIA發作的情況應該使用抗血小板藥物，必要時使用雙抗（阿司匹林+氯吡格雷）。如果有心臟和腦血管植入支架，就必須雙抗而不用抗凝藥物，三個月後可以換成抗凝藥物。

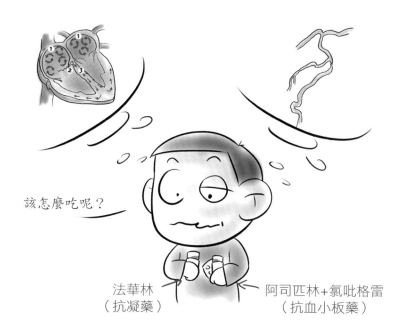

該怎麼吃呢？

法華林
（抗凝藥）

阿司匹林+氯吡格雷
（抗血小板藥）

洗血治療腦中風可行嗎？

不可行。

🗨 沒有證據證明洗血治療能夠降低血脂。

🗨 腦血管病的發生與長期高血脂、高血壓、高血糖、吸菸等多種因素有關，洗血治療並不能預防腦中風發生。

🗨 洗血療法有副作用。

洗刷刷，洗刷刷，哦～哦～
洗刷刷，洗刷刷，哦～哦～

唉呀呀，好疼呀，
都說了洗我是沒用的！

第7章

外科治療

腦出血的種類有哪些？

蛛網膜下腔在哪裡，什麼叫蛛網膜下腔出血？
蛛網膜下腔出血的原因有哪些？
蛛網膜下腔出血有哪些症狀？
蛛網膜下腔出血可以保守治療嗎？
蛛網膜下腔出血如何急救？
蛛網膜下腔出血有什麼嚴重後果？

腦動脈瘤是怎麼回事？

腦動脈瘤是腦中風嗎？

動脈瘤破裂後會自癒嗎？

什麼是高血壓腦出血？

取栓有哪些好處？

年輕人也可能會得腦動靜脈畸形嗎？

動脈瘤破裂風險與大小有關係嗎？

腦出血的種類有哪些？

腦出血是腦中風的一大類，包括：

🗨 腦實質出血（與高血壓、動靜脈畸形、海綿狀血管瘤、靜脈畸形、靜脈竇血栓等有密切關係）。

🗨 蛛網膜下腔出血（與腦動脈瘤、腦血管畸形、腦外傷、血液病、腦靜脈異常等有關）。

🗨 不明原因反覆腦出血（腦澱粉樣變性等）。

🗨 煙霧病（腦血管不明原因閉塞，腦小血管擴張破裂）。

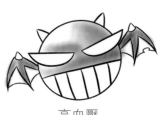

高血壓

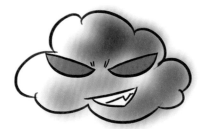

煙霧病

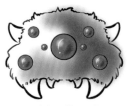

蛛網膜下腔

蛛網膜下腔在哪裡？
什麼叫蛛網膜下腔出血？

　　蛛網膜下腔就是腦組織和蛛網膜之間的縫隙，正常情況下蛛網膜下腔裡面有液體循環（腦脊液），用來保護腦組織和腦血管，就像護城河一樣。

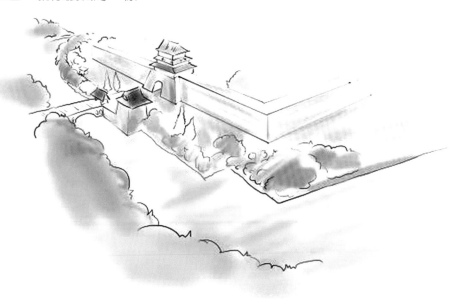

　　因為腦血管就爬在腦組織的表面，所以只要腦血管一破裂，血液首先進入蛛網膜下腔，叫蛛網膜下腔出血（SAH），實際上應該是蛛網膜下腔積血。如果出血太多就會形成腦血腫壓迫腦組織，或者破入腦室導致腦室積血。

蛛網膜下腔出血的原因有哪些？

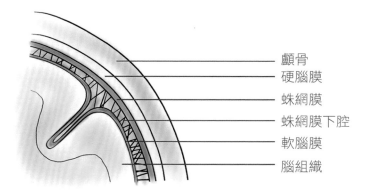

顱骨
硬腦膜
蛛網膜
蛛網膜下腔
軟腦膜
腦組織

常見病因

顱內動脈瘤占50%~85%

腦血管畸形主要是動靜脈畸形，多見於青少年，占2%左右

腦底異常血管網病（moya moya病）約占1%

其他夾層動脈瘤、血管炎、顱內靜脈系統血栓形成、結締組織病、血液病、顱內腫瘤、凝血障礙性疾病、抗凝治療併發症等

部分患者出血原因不明，如：原發性中腦周圍出血

蛛網膜下腔出血有哪些症狀？

　　蛛網膜下腔出血是動脈瘤破裂後引起的出血性腦中風。出血性腦中風一般表現為劇烈頭痛、嘔吐、抽搐或意識不清，根據出血量多少及部位可能有不同症狀。

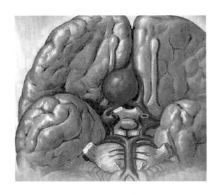 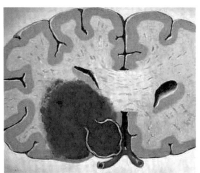

大腦前動脈瘤出血	額葉血腫	癡呆，失語症，偏癱，大小便失禁，記憶力下降
大腦中動脈瘤出血	顳葉血腫	偏癱，偏盲，失語症，腦疝
後交通動脈瘤破裂		同側動眼神經麻痺

蛛網膜下腔出血可以保守治療嗎？

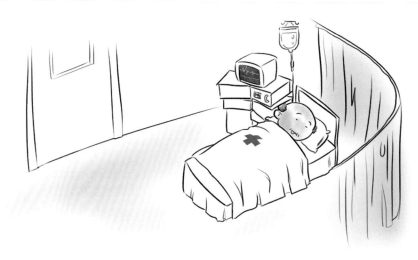

- 一定要明確病因，針對不同原因給予對症治療。
- 如果是動脈瘤或者腦血管畸形，需要根據具體情況選擇開顱手術或介入治療。
- 如果經過CTA、DSA等檢查確實沒有發現明確病因，可以保守治療，但是3周、3個月、半年需要復查血管造影，排除任何可能的病因。

蛛網膜下腔出血如何急救？

及時發現與應急

如突然發生劇烈頭痛、嘔吐、頸項僵直、雙目緊閉、畏光、怕響等症狀，應懷疑有蛛網膜下腔出血的可能，應立即送醫院就診。

病人應保持頭高側臥位，及時清理口中的嘔吐物，以免誤吸窒息。

應選就近的大型醫療單位治療，避免轉診延誤。

轉送病人時應有醫務人員護送並隨時觀察病情變化，隨時採取必要措施。

轉運前應給予脫水、降壓等治療，給予鎮靜、止痛藥，並絕對臥床休息。

運送過程中儘量保持平穩。

出血量大時可行腦室穿刺引流，或腰穿放出血性腦脊液，頭顱CT或腰椎穿刺可確認。

明確病因，對顱內動脈和顱內靜脈畸形者，確認後行手術根治。

隨時注意血壓變化。

患者應調整心態，避免情緒緊張；合理飲食；避免勞累。

蛛網膜下腔出血有什麼嚴重後果？

🗨 血液進入蛛網膜下腔後會迅速擴散，刺激腦膜，引起頭痛和頸僵直等腦膜刺激症。

🗨 會使顱腔內容物增加，壓力增高，並繼發腦血管痙攣產生廣泛缺血性腦損害和水腫。

🗨 大量積血或凝血塊沉積於腦脊液正常循環通路，誘發急性交通性腦積水或蛛網膜黏連，使顱內壓急遽升高，進一步減少了腦血流量，加重了腦水腫，甚至導致腦疝。

🗨 血液刺激下丘腦，引起血糖升高、發熱等內分泌和自主神經功能紊亂。

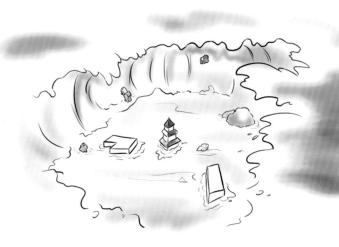

腦動脈瘤是怎麼回事？

◗ 腦動脈瘤是顱內動脈局部鼓出來一個泡，是造成蛛網膜下腔出血的首位病因。

◗ 任何年齡可發病，多數好發於40至60歲中老年女性。造成腦動脈瘤的病因可能是腦動脈管壁局部的先天性缺陷和腔內壓力增高所致，腦動脈瘤好發於腦底動脈環（Willis環）上，其中80%發生於腦底動脈環前半部。

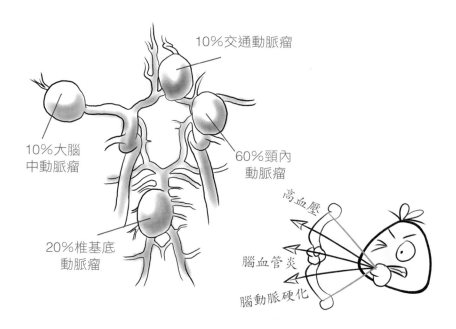

10%交通動脈瘤

10%大腦中動脈瘤

60%頸內動脈瘤

20%椎基底動脈瘤

高血壓

腦血管炎

腦動脈硬化

腦動脈瘤是腦中風嗎？

腦動脈瘤本身不是腦中風，但它是出血性腦中風的高危因素之一，一旦發生破裂會導致蛛網膜下腔出血、腦室出血或者腦出血。

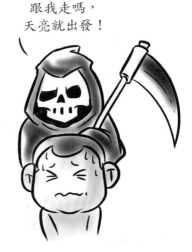

跟我走嗎，
天亮就出發！

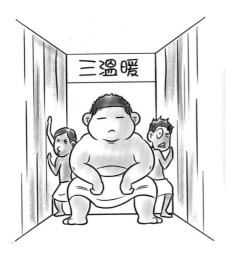

如果動脈瘤體積逐步增大會壓迫腦細胞導致腦梗死或腦缺血，而發生缺血性腦中風。

腦動脈瘤破裂前有哪些預警信號？

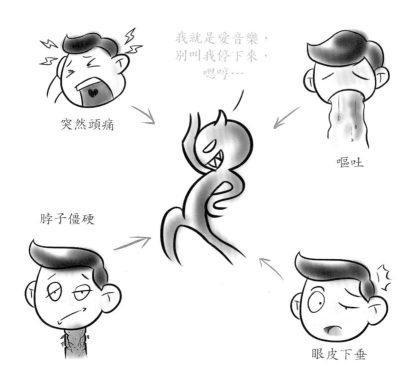

突然頭痛

我就是愛音樂，別叫我停下來，嗯哼…

嘔吐

脖子僵硬

眼皮下垂

　　40%～60%的動脈瘤在破裂前有某些先兆症狀，這是因為動脈瘤在破裂前往往有一個突然擴張或局部少量漏血的過程，表現為突然頭痛，脖子發硬，眼皮垂下來等。患者也會因動脈瘤體積增大而導致缺血性中風的一系列症狀，如肢體麻木、無力、頭暈等症狀。

有腦血管瘤是不是就不敢亂動了？

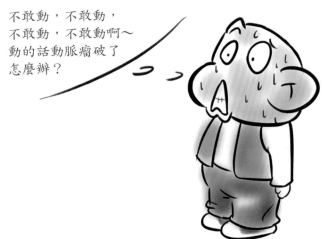

不敢動，不敢動，
不敢動，不敢動啊～
動的話動脈瘤破了
怎麼辦？

　　可以正常生活和工作，但是一定要
注意幾個方面：

- 保持樂觀積極的心態，正常工作生
  活，忘記腦血管瘤這回事。
- 積極控制危險因素，戒菸戒酒，降
  壓降脂，養成良好的生活習慣。
- 避免過度勞累。
- 一年復查一次，觀察血管瘤形態和
  大小有沒有變化。

腦血管瘤一般長在腦血管哪個部位？

　　腦血管瘤一般長在血管分叉處，由於血流長期沖刷而造成，就像車胎老化了會在局部鼓出來一樣。

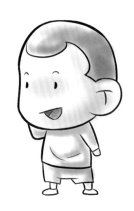

　　一般情況下由於動脈硬化導致的血管瘤大多數在血管分叉處（囊性動脈瘤），也有一些就是血管局部擴張而形成（梭形動脈瘤）。外傷感染等也可以使血管壁本身分層或撕裂而形成血管瘤（夾層動脈瘤或感染性動脈瘤）。

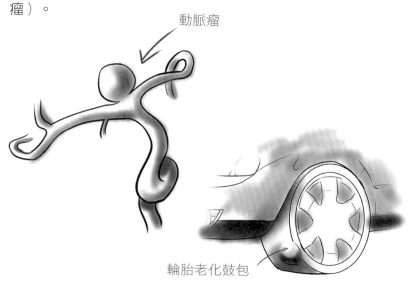

動脈瘤

輪胎老化鼓包

腦動脈瘤是怎麼形成的？

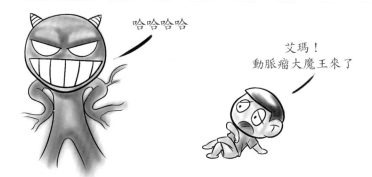

哈哈哈哈

艾瑪！
動脈瘤大魔王來了

先天性因素	腦動脈管壁的厚度為身體其他部位如心臟血管管徑的2/3，在發出分支的分叉部又最易受到血流衝擊，如果這些部位原來就存在先天動脈壁發育不好，時間長了受血流衝擊就可能發展成動脈瘤。
動脈硬化	動脈硬化使動脈壁彈力纖維斷裂及消失，損傷的動脈血管壁長期受血流衝擊，局部膨出而形成動脈瘤。
感染因素	約有4%的動脈瘤是由於感染因素引起的，身體各部的感染皆可以小栓子的形式經血液播散停留在腦動脈的終末支，引起感染性或真菌性動脈瘤。
其他	如外傷、煙霧病等都可能會導致顱內動脈瘤發生

動脈瘤問題二合一（一）

動脈瘤會長大嗎？它是不是惡性腫瘤？

動脈瘤不是惡性腫瘤，但是動脈瘤會生長，擴大的速度與多種因素有關，高血壓是導致動脈瘤逐漸擴大的一個重要後天因素。

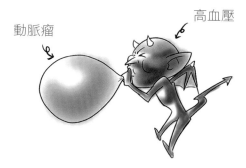

高血壓

動脈瘤

動脈瘤再出血的可能性大嗎？

動脈瘤一旦破裂將會反復出血，其再出血率為9.8%～30%。據統計，再出血的時間常在上一次出血後的7～14天，第1周占10%，11%可在1年內再出血，3%可於更長時間發生破裂再出血。

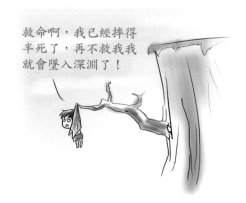

救命啊，我已經摔得半死了，再不救我我就會墜入深淵了！

動脈瘤問題二合一（二）

有沒有藥物可以治癒動脈瘤？

　　沒有特殊藥物可以治癒動脈瘤，但是對於感染性動脈瘤可以使用抗生素或者對症藥物治療。

　　未破裂的夾層動脈瘤如果導致缺血性神經功能障礙，可以使用抗血小板藥物和降脂治療。

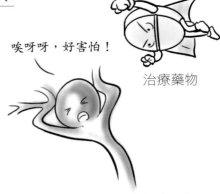

唉呀呀，好害怕！

治療藥物

直徑小於5毫米的動脈瘤

直徑大於5毫米的動脈瘤

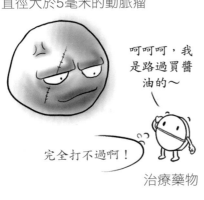

呵呵呵，我是路過買醬油的～

完全打不過啊！

治療藥物

檢查發現顱內動脈瘤，還能用阿司匹林嗎？

以下情況可以用阿司匹林：

💬 動脈瘤直徑小於5mm，而且沒有破裂出血。

💬 評估後出血風險較小，而其他心腦血管存在狹窄或者閉塞。

💬 接受過支架治療。

關於腦動脈瘤的幾個數字

普通人群腦動脈瘤的患病率約為2%～7%，40～60歲常見，女性占比例較多。

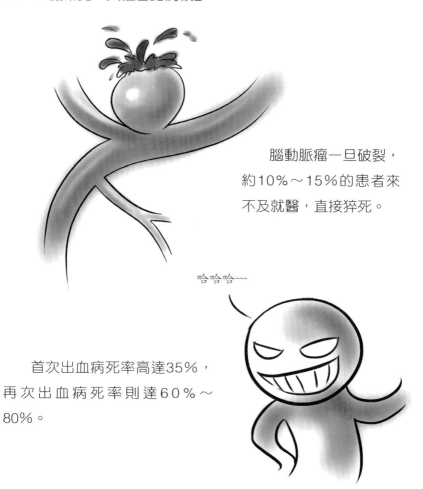

腦動脈瘤一旦破裂，約10%～15%的患者來不及就醫，直接猝死。

哈哈哈～～

首次出血病死率高達35%，再次出血病死率則達60%～80%。

關於動脈瘤的那些事（一）

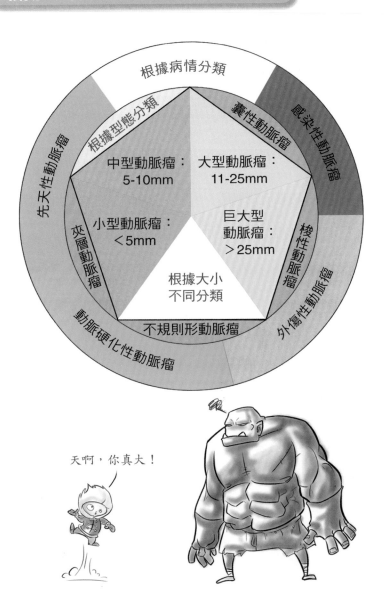

根據病情分類

根據型態分類

囊性動脈瘤

感染性動脈瘤

先天性動脈瘤

中型動脈瘤：
5-10mm

大型動脈瘤：
11-25mm

夾層動脈瘤

小型動脈瘤：
＜5mm

巨大型
動脈瘤：
＞25mm

梭性動脈瘤

根據大小
不同分類

動脈硬化性動脈瘤

不規則形動脈瘤

外傷性動脈瘤

天啊，你真大！

關於動脈瘤的那些事（二）

❓ 動脈瘤介入治療後會復發嗎？

介入治療後一年復發率為10%～20%。

❓ 動脈瘤內填塞的金屬彈簧圈會致癌嗎？會不會排異？

不會。

❓ 再復發以後怎麼辦啊？

可根據情況再次栓塞或進行開顱手術。

❓ 介入術後可以做核磁共振嗎？

完全可以。

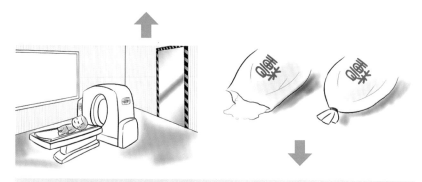

❓ 動脈瘤內的填塞物會脫落嗎？

如果手術過程順利，沒有脫落，術後在動脈瘤口會長出新內膜，完全覆蓋動脈瘤口達到解剖治癒，不會脫落了。

動脈瘤與載瘤動脈的關係

長出動脈瘤的血管就是載瘤動脈，一般情況下在填塞動脈瘤的同時應該保持載瘤動脈通暢，有些情況下如動脈瘤太大或者直接填塞或外科手術都有困難，就可以閉塞載瘤動脈。

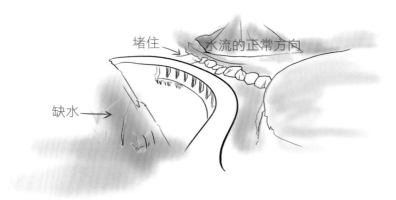

堵住
水流的正常方向
缺水

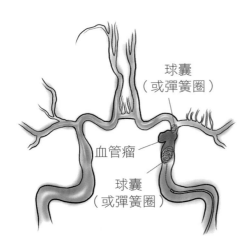

球囊
（或彈簧圈）
血管瘤
球囊
（或彈簧圈）

閉塞之前要做閉塞試驗，要看側支循環的情況，閉塞後其他血管能夠代償，閉塞後就不會出現腦缺血，如果不能代償，先要做搭橋手術再閉塞。

動脈瘤是怎麼破裂的？

　　動脈瘤長大到一定程度，或者受外界因素的影響，可能會出現破裂，根據破口的大小和出血量的多少，病人表現和預後不一樣，憂慮、緊張、激動、血壓突然升高、大小便用力、妊娠晚期、分娩、體力勞動、性生活等是動脈瘤破裂的誘發因素。

　　動脈瘤破裂出血也可以在沒有明顯誘因時突然發生。

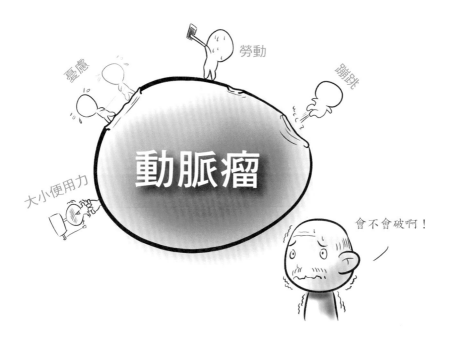

動脈瘤破裂風險與大小有關係嗎？

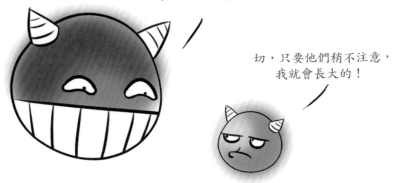

你太小了，威脅值沒我高呢！

切，只要他們稍不注意，我就會長大的！

有關係！

動脈瘤的大小與破裂風險呈正相關。

無症狀、無蛛網膜下腔出血史	有症狀
直徑＜7mm：0.1%/年 （有蛛網膜下腔出血史0.4%/年）	再增加1%~4%/年
直徑7~12mm：1.2%/年	
直徑13~24mm：3.1%/年	
直徑＞25mm：8.6%/年	

為什麼動脈瘤破裂會有生命危險？

　　動脈瘤第一次破裂會有35％的人有生命危險。原因是一旦破裂會導致廣泛的蛛網膜下腔出血，激發一系列的問題，包括廣泛腦血管痙攣（導致重要腦組織功能受損），腦內血腫，顱內壓力增高誘發腦疝（腦疝可導致突然昏迷、呼吸心跳停止）等，都會威脅生命安全。

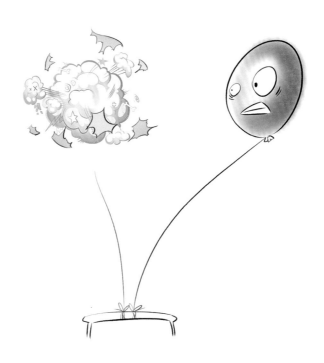

動脈瘤破裂後會自癒嗎？

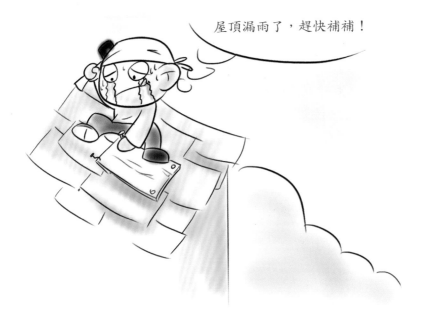

　　有一些未破裂的動脈瘤有可能形成血栓，從而癒合。但是動脈瘤一旦發生破裂出血，自癒的可能性很小，絕大多數都會再次發生出血，因此要積極進行治療，閉塞動脈瘤，防止再出血。

尚未破裂的腦動脈瘤需要手術嗎？

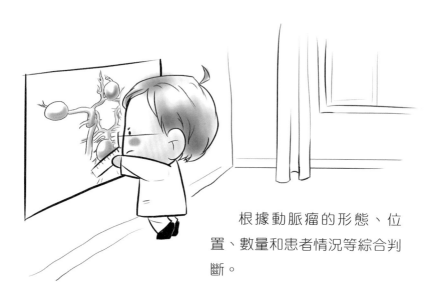

根據動脈瘤的形態、位置、數量和患者情況等綜合判斷。

不建議手術	⟶	直徑<5mm、未出血
建議手術	⟶	體積增大、形態改變
可考慮手術	⟶	未破裂動脈瘤導致心理障礙，影響工作生活

動脈瘤手術夾閉好還是介入治療好？

　　絕大多數的動脈瘤兩種
方法都可以，更加適合於栓
塞治療的動脈瘤包括：

- ❓ 寬頸動脈瘤。
- ❓ 巨大動脈瘤。
- ❓ 後循環複雜動脈瘤。
- ❓ 高齡（>70歲）患者。

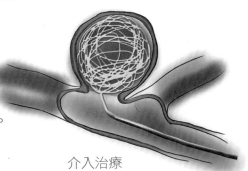

介入治療

　　比較適合開顱夾閉手術的動脈瘤
包括：

- ❓ 出血量大且伴有血腫的動脈瘤，
  可以夾閉同時清除血腫。
- ❓ 動脈瘤上有明顯穿支血管發出。

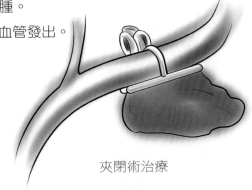

夾閉術治療

動脈瘤介入治療是怎麼回事？

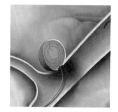 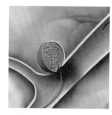 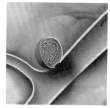

導入微導管在動脈瘤處　　動脈瘤內完全填滿　　　撤出微導管

單純彈簧圈填塞

　　和植入支架的方法一樣，通過穿刺股動脈或者橈動脈，將一個很細的微導管在X光線下放入動脈瘤內，然後在動脈瘤內填塞金屬彈簧圈，將動脈瘤完全堵塞防止再次破裂或者生長。

基本有三種方法：

🔾 單純彈簧圈填塞（適合於肚子大口小的動脈瘤）。

🔾 支架輔助填塞（肚子大口也大）。

🔾 單純密網支架或者帶膜支架堵塞動脈瘤口（適用於巨大或寬頸動脈瘤）。

支架輔助填塞

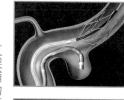
放入支架和微導管

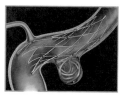
完全釋放支架填塞彈簧圈並撤出導管

放入導管釋放支架

完全釋放支架並撤出導管

單純密網支架

一張圖讀懂介入治療動脈瘤可能的風險

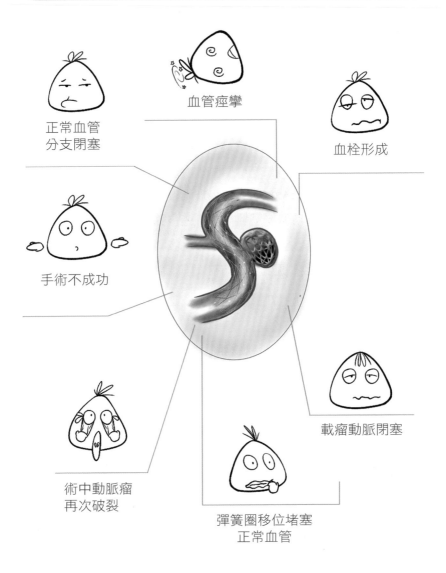

正常血管
分支閉塞

血管痙攣

血栓形成

手術不成功

載瘤動脈閉塞

術中動脈瘤
再次破裂

彈簧圈移位堵塞
正常血管

顱內動脈瘤手術夾閉的方法

屬於開顱手術，切開頭皮，然後在顱骨上開一個小窗，在顯微鏡下準確找到動脈瘤的部位，然後使用動脈瘤夾夾閉動脈瘤。

動脈瘤夾閉手術包括：

動脈瘤 頸夾閉	最常見	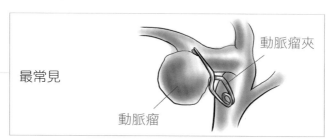

動脈瘤夾
動脈瘤

動脈瘤 孤立術	把載瘤動脈在瘤的遠端及近端同時夾閉，適用於巨大動脈瘤，這種情況往往要做搭橋手術	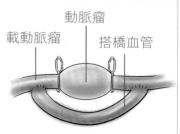

動脈瘤
載動脈瘤
搭橋血管

動脈瘤 包裹術	適合於夾閉困難的動脈瘤，採用不同的材料加固動脈瘤壁，雖瘤腔內仍充血，但可減少破裂的機會。目前臨床應用的有筋膜和棉絲等	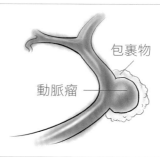

包裹物
動脈瘤

假性動脈瘤和夾層動脈瘤是同一件事嗎？

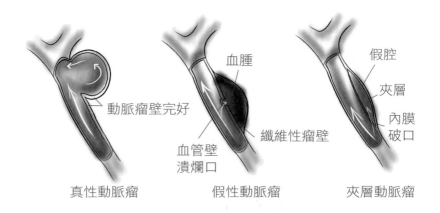

真性動脈瘤　　　　假性動脈瘤　　　　夾層動脈瘤

動脈瘤壁完好

血腫
纖維性瘤壁
血管壁潰爛口

假腔
夾層
內膜破口

　　不是，假性動脈瘤是動脈瘤已經有過出血或者腦血管本身破裂過，在破裂點局部形成血腫，而血腫吸收以後在局部形成一個與血管或者動脈瘤溝通的腔，形狀類似動脈瘤，但與真性動脈瘤的區別是沒有血管壁結構，這類動脈瘤極容易破裂，必須儘快治療。而夾層動脈瘤是血管內膜撕裂後形成假腔，有血管壁結構。

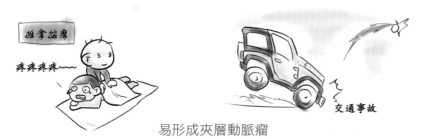

易形成夾層動脈瘤

復查問題二合一

最近有蛛網膜下腔出血，但是做血管造影沒有發現動脈瘤，需要再復查嗎？

　　對於已經出血的動脈瘤，首次DSA檢查陰性的SAH，推薦2～4周後再次行DSA檢查，還可能發現14%的人有動脈瘤，如果4周內DSA復查沒有動脈瘤，建議一年復查CTA。

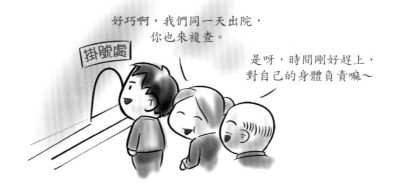

好巧啊，我們同一天出院，你也來複查。

是呀，時間剛好趕上，對自己的身體負責嘛～

掛號處

介入治療手術後需要定期復查嗎？

　　需要，一般是術後三個月、半年、一年必須復查，以後每年復查一次，觀察動脈瘤的癒合情況，如果有復發或者再生長，需要及時介入或者手術治療。復查方法建議首選強化核磁（CE-MRA），或者CTA。

　　如懷疑有復發，建議進一步行DSA檢查。

腦動脈瘤會不會遺傳？需要篩查嗎？

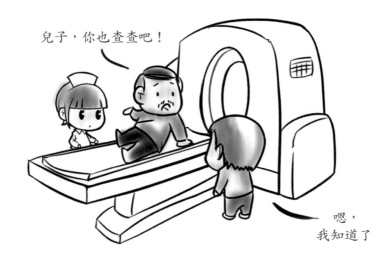

以下情況建議做腦動脈瘤篩查：

- 腦動脈瘤導致蛛網膜下腔出血患者的家庭成員（或者至少一級親屬）。

- 發生過動脈瘤性蛛網膜下腔出血、動脈瘤治療後的患者。

- 患有動脈瘤相關遺傳性疾病的人群。

- 有動脈硬化高危因素，特別是年齡大於40歲的女性。

海綿狀血管瘤屬於惡性腫瘤嗎？

　　不是惡性腫瘤，該病一般是先天的，主要風險是會導致腦出血或者癲癇發作等局灶神經功能障礙。

　　和動靜脈畸形一樣，對於沒有症狀的病變一般不需要外科手術切除，也沒有藥物可以治療，不適合做立體定向放射治療和介入治療。

　　一旦發生出血、藥物不能控制的頑固性癲癇，或者病變進行性增大，則根據情況進行開顱手術切除。

我可不是什麼
惡性腫瘤

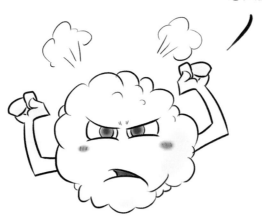

什麼是腦血管畸形？
會導致腦中風發作嗎？

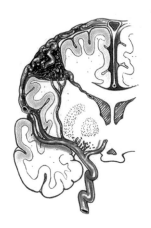

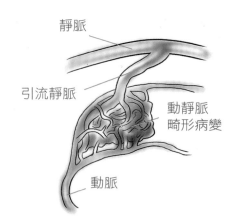

靜脈

引流靜脈

動靜脈
畸形病變

動脈

　　腦血管畸形就是腦血管先天發育異常，最常見的是動靜脈畸形，就是腦動脈和腦靜脈之間沒有正常的毛細血管網，而是一團異常的血管團，這個血管團內包括發育異常的動脈和靜脈，以及動脈瘤或者靜脈瘤以及動靜脈之間的直接溝通，是可以導致腦中風的。

腦血管畸形都有哪些症狀？

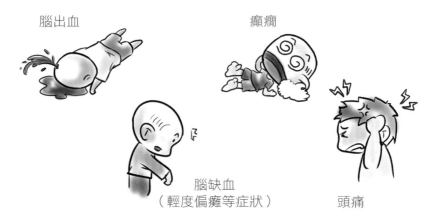

腦出血

癲癇

腦缺血
（輕度偏癱等症狀）

頭痛

主要有四大症狀：

腦出血	占52%～70%，往往發病突然，常由體力活動及情緒波動誘發。
腦缺血	發生率為28%～64%，與腦動靜脈畸形的部位和大小有關。
癲癇	表現為進行性輕度偏癱等腦功能障礙。
頭痛	約60%的患者平時有血管性頭痛，可能由於血管擴張所引起。另外還可能引起腦積水、精神症狀、眼球突出、血管雜音、繼發性顱內高壓、複視、心衰等症狀。

關於腦動靜脈畸形的一些事（一）

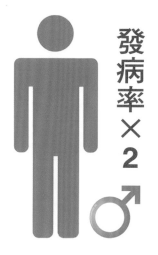

年齡20-39歲
家族遺傳傾向

🗨 男性發病率是女性的2倍，有家族遺傳傾向，發病年齡一般為20～39歲。

🗨 90%位於大腦半球，10%位於腦幹和小腦半球。

🗨 沒有治療的動靜脈畸形年出血率為2%～4%。

🗨 根據直徑大小分為小型：1～2cm；中型：2～4cm；大型：4～6cm；巨大型：大於6cm。

關於腦動靜脈畸形的一些事（二）

- 是先天性病變，有些會逐步長大，一般是有症狀或者體檢時發現。
- 有遺傳傾向，一旦發生出血就有可能導致腦中風。
- 大多數有症狀的中小型病變可以通過手術治癒（外科切除，介入治療或者放射治療）。
- 位於深部，腦幹部位或者巨大畸形，大多很難治癒。

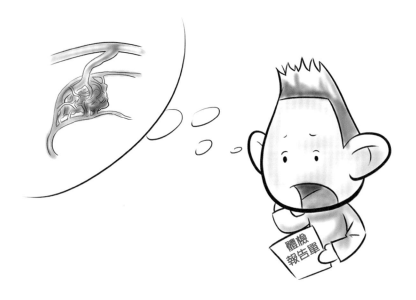

腦動靜脈畸形出血的風險可以預測嗎？

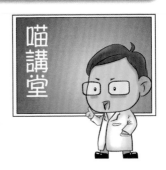

因素	風險增加	風險降低
年齡	>60歲	
出血史	曾有出血	無出血
部位	額葉、島葉、胼胝體、腦室旁	頂葉、枕葉、額葉
大小	小型動靜脈畸形	大型動靜脈畸形
靜脈引流	深靜脈引流	淺靜脈引流
血管結構	合併動脈瘤、靜脈狹窄、擴張、扭曲、血栓形成	
血流動力學	高血壓	
栓塞後	再出血	

腦動靜脈畸形二合一

動靜脈畸形什麼時候使用藥物治療？

- 目前還沒有藥物可以治癒動靜脈畸形。
- 以癲癇症狀發病的,首先考慮正規抗癲癇藥物;藥物治療失敗可以考慮手術。
- 其他症狀如頭痛可以對症治療。

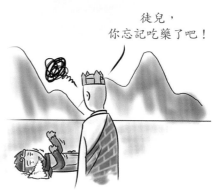

徒兒,
你忘記吃藥了吧!

腦動脈畸形能根治嗎？

如果腦動靜脈畸形沒有位於重要功能區,不是巨大腦動靜脈畸形,一般都可以通過外科手術、介入治療或放射治療治癒。但是對於以癲癇發作或者頭痛等非腦出血症狀為主的動靜脈畸形,可以保守對症治療。

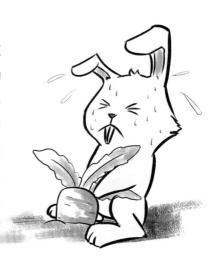

腦血管畸形是否屬於惡性腫瘤？有什麼治療方法？

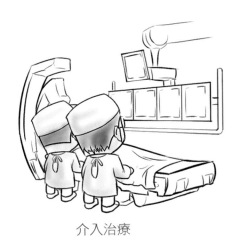

介入治療

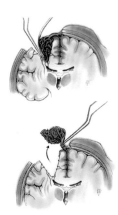

手術治療

不是惡性腫瘤。但由於會導致腦中風，也可能會危及生命。

腦動靜脈畸形的治療方法：

🔾 沒有任何症狀，不需要特殊治療，定期隨訪觀察即可。

🔾 若已有過破裂出血，儘量要求徹底治療（開顱手術切除、介入治療或放射治療）。

🔾 一些深部或者巨大病變，手術切除風險很大，可通過介入治療或放射治療縮小體積或治癒。

🔾 對於未破裂病變，但是有頭痛癲癇等症狀的，對症治療就可以，一般不建議開顱手術或者介入、放射等治療。

腦動靜脈畸形介入治療是怎麼回事？

介入治療就是通過血管內途徑，將一根很細的導管（直徑<0.5mm）在X線下小心插入到動靜脈畸形團內，然後注射一種液體膠將畸形團封閉，防止畸形團再次破裂出血。介入治療一般適用於中小型病變，或者外科手術困難部位的病變。

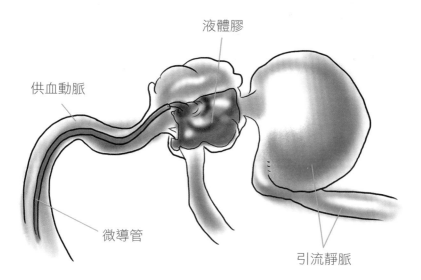

液體膠

供血動脈

微導管

引流靜脈

放射治療能夠治癒動靜脈畸形嗎？

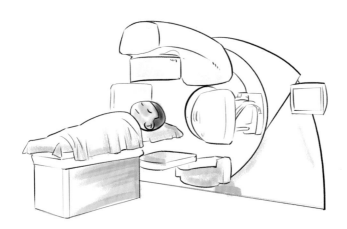

　　放射治療又叫立體定向放射外科治療，用特殊的放射線通過精確定位照射畸形靜脈血管團，使畸形血管逐步閉塞達到治癒目的。但是起效慢，一般在接受放射治療後一年半到兩年才起作用，而且不適合已經出過血或者大型動靜脈畸形。

　　放射治療還可以作為外科手術與介入治療後殘餘病變的輔助治療。

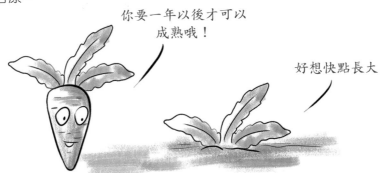

你要一年以後才可以成熟哦！

好想快點長大

年輕人也可能會得腦動靜脈畸形嗎？

　　會的，因為腦動靜脈畸形大多是先天的，是腦血管畸形中最多見的一種，位於腦的淺表或深部。畸形血管是由動脈與靜脈構成，有的包含動脈瘤與靜脈瘤，其大小與形態多種多樣。

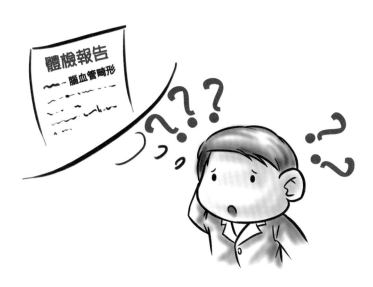

什麼是高血壓腦出血？

高血壓性腦出血是高血壓病引起的，常發生於50～70歲，男性略多，**冬春季易發**。情緒激動、疲勞、體力勞動或其他容易誘發血壓劇烈升高的因素，**都有可能導致腦血管破裂出血。**

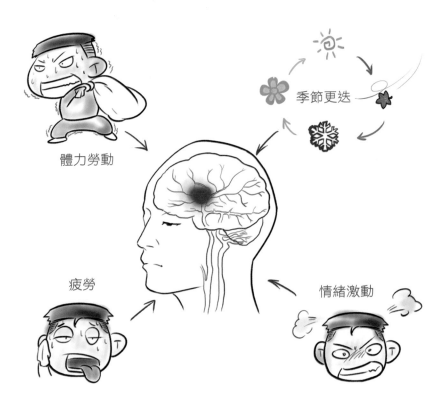

體力勞動

季節更迭

疲勞

情緒激動

高血壓腦出血的誘因是什麼？

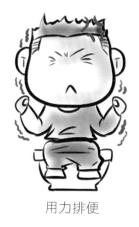

用力排便

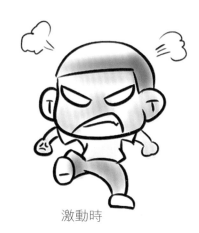

激動時

高血壓性腦出血常在活動時、激動時、用力排便等時刻發病，起病急驟，往往在數分鐘或數小時內病情發展到高峰。臨床表現視出血部位、出血量、全身情況等因素而不同。一般發病為突然出現劇烈頭痛、噁心、嘔吐，並且多伴有躁動、嗜睡或昏迷。

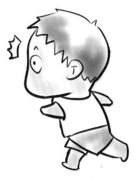

活動時

高血壓腦出血有哪些症狀？

高血壓性腦出血根據出血部位、出血量等因素不同而表現不同的症狀。

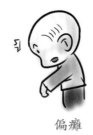

偏癱

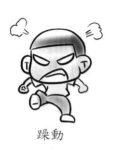

躁動

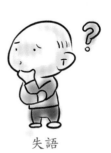

意識障礙
（嗜睡、昏迷）

基本症狀

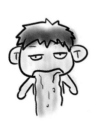

噁心嘔吐

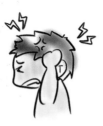

劇烈頭痛

失語

高血壓是怎麼導致腦中風的？

　　長期高血壓病可導致腦小血管壁發生病變，管壁變薄、擴張、變脆，甚至在這些小動脈終末端鼓出一些微小動脈瘤。如果血壓保持穩定，這些微小血管儘管有病變也會保持在一個穩定狀態或者緩慢發展。

　　但是當一些誘發血壓突然升高的因素出現時，這些有病變的微血管或者微型動脈瘤就會破裂而導致腦出血。

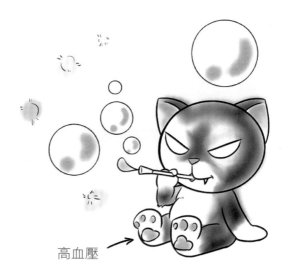

高血壓

高血壓腦出血需要做手術嗎？

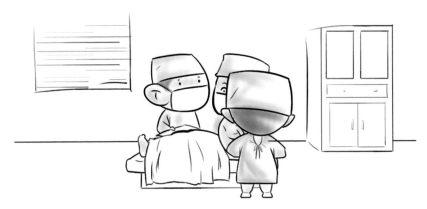

　　不是所有的腦出血都需要手術，一般病情穩定，出血量少應該保守治療，但是如果出現以下情況就需要考慮手術了：

需要手術的 高血壓腦出血	大腦半球出血量大於30毫升，或者出現顱內壓增高，意識水準呈逐漸下降趨勢。
	小腦半球血腫量≥10毫升或小腦蚓部>6毫升，血腫破入第四腦室或腦池受壓消失，出現腦幹受壓症狀或急性阻塞性腦積水徵象者。
	重症腦室出血導致梗阻性腦積水。

高血壓腦出血的預後怎麼樣？

> 腦出血後恢復的好壞與出血部位、出血量多少、年齡、全身狀況，以及康復品質都有關係。

> 一般出血量較少且部位較淺者，1周後血腫開始自然溶解，血塊逐漸被吸收，腦水腫和顱內壓增高現象逐漸減輕，患者意識也逐漸清醒，部分患者可以痊癒，但是仍然有一些患者會遺留不同程度的神經功能障礙（偏癱和失語等）。

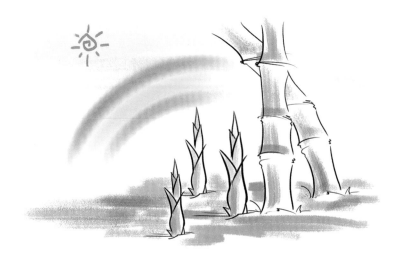

高血壓腦出血常發生在哪些部位？能做介入治療嗎？

高血壓常見腦出血部位

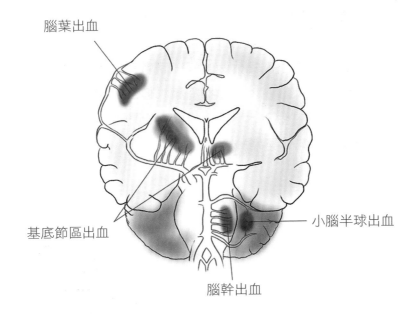

腦葉出血

基底節區出血

小腦半球出血

腦幹出血

不能做，因為破裂的都是微小血管，而且血管造影也很難發現這些破裂點在哪裡，所以不能做介入治療。

高血壓腦出血外科治療方法有哪些？

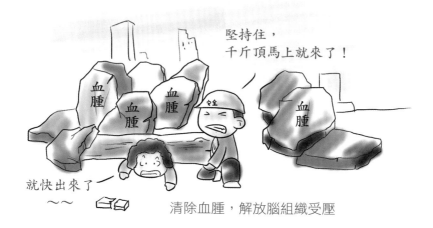

堅持住，千斤頂馬上就來了！

血腫 血腫 血腫 血腫 血腫

就快出來了～～

清除血腫，解放腦組織受壓

外科治療方法具體有四種：

　　1.開顱血腫清除術。

　　2.小腦減壓術。

　　3.鑽孔血腫清除術。

　　4.腦室出血引流術。

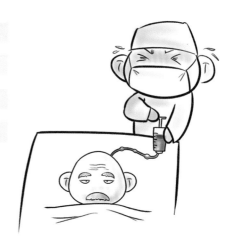

高血壓腦出血後遺症恢復不好的原因

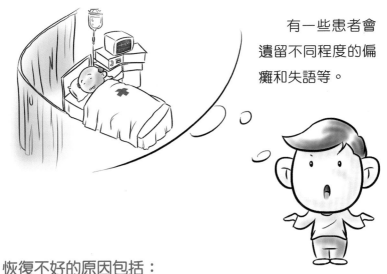

有一些患者會遺留不同程度的偏癱和失語等。

恢復不好的原因包括：

- 血腫較大或嚴重腦組織破壞，已引起持續顱內壓增高
- 意識障礙明顯
- 消化道出血
- 腦疝形成
- 中樞性高熱
- 70歲以上高齡患者
- 有呼吸道或泌尿道感染的併發症等

急性期腦梗死有
哪些治療方法？

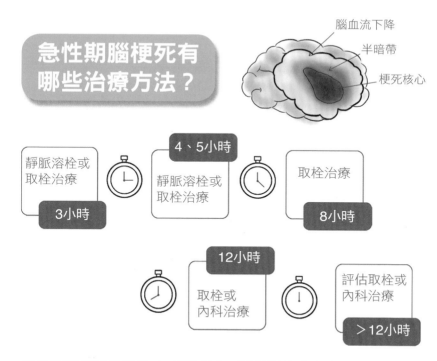

急性期腦梗死根據發病時間不同，所選擇的治療方法亦不同：

💬 4、5小時之內到醫院接受靜脈溶栓。

💬 8小時之內可以接受取栓治療。

💬 8小時之內是急性期腦梗死急救的黃金時間。

💬 內科治療方法貫穿始終，包括降脂抗栓，改善循環等。

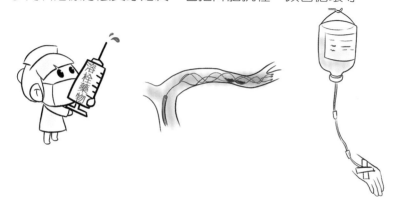

急性期腦中風需要做哪些檢查？

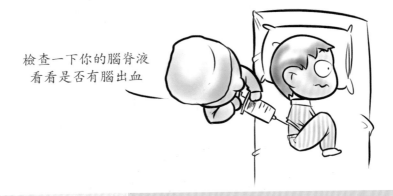

檢查一下你的腦脊液
看看是否有腦出血

頭顱平掃CT	對急性顱內出血具有極高的敏感性，12小時以內為98%，24小時內為93%，10天後其敏感性迅速下降。如果是超急性期缺血性中風、小範圍或後顱窩中風，CT平掃均不敏感；對蛛網膜下腔出血（SAH）的敏感性有限。
腦脊液腰穿檢查	懷疑SAH，應行腰穿檢查，隨時間其敏感性下降。發病3周後，其敏感性為70%，4周後為40%。
磁共振成像	彌散加權MRI對缺血性中風診斷的敏感性優於CT，尤其是在發病後12小時以內。

靜脈溶栓的定義與風險

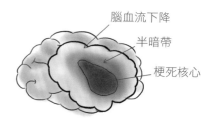

腦血流下降
半暗帶
梗死核心

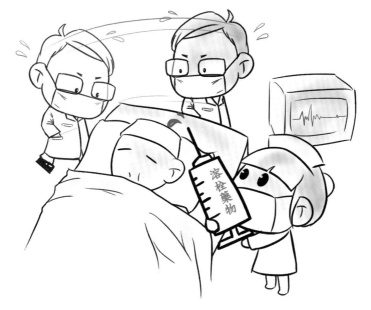

　　在靜脈注射一種溶栓藥物，讓堵塞血管內的血栓溶開，這種治療方法簡單，但是對大血管閉塞的溶通率比較低，只有5.9%～44.2%，對血栓長度＞8mm的幾乎無效。優點是快速、簡單、預後良好，能夠使19%～40%的患者減少致殘和死亡。風險是可能會導致腦出血，出血率為1.9%～6.4%。

靜脈溶栓的好處有哪些？

靜脈溶栓的目的是讓阻塞血管再通，是目前腦梗死最有效的藥物治療方式。

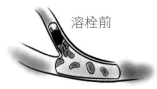

溶栓前

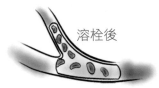

溶栓後

假設100患者接受溶栓治療，那麼有32個患者會獲益（其中12個 👤 身體完全正常或接近正常、19個 👤 較好），另3個較差（其中2個 👤 惡化、1個 👤 嚴重殘疾或死亡）。

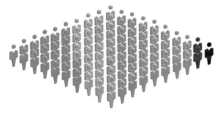

溶栓治療大大改善腦梗死預後，對功能恢復將帶來巨大益處！

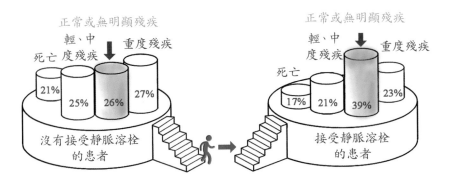

正常或無明顯殘疾

死亡　輕、中度殘疾　重度殘疾

21%　25%　26%　27%

沒有接受靜脈溶栓的患者

正常或無明顯殘疾

死亡　輕、中度殘疾　重度殘疾

17%　21%　39%　23%

接受靜脈溶栓的患者

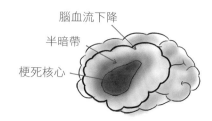

動脈溶栓的定義與風險

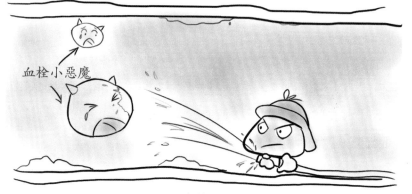

血管管道小模擬

　　動脈溶栓是採用微創手術，即我們通常所說的介入治療，直接在動脈裡給溶栓藥物，具體方法是通過股動脈將一根很細的導管在X光線下導入到堵塞動脈內，直接在血栓附近或者血栓內給溶栓藥物，溶解血栓。動脈溶栓可以使大血管閉塞的溶通率達到59%～88%，缺點和靜脈溶栓一樣可能會導致顱內出血，出血率為0～7%，良好預後率為33%～71%。

什麼是取栓治療？

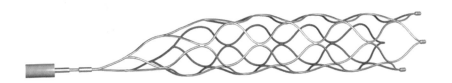

　　取栓治療是用取栓支架把堵在血管裡的血栓取出來。取栓支架是一種可回收支架裝置。醫生將該裝置放到堵塞血管的血栓部位，它就會牢牢包裹抓取血栓，之後回撤支架，就會將血栓取出體外。

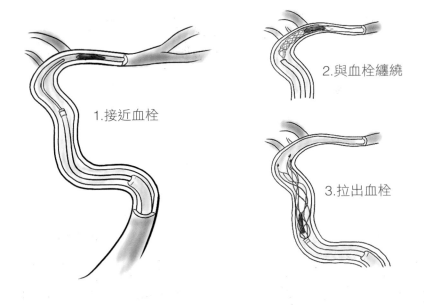

1.接近血栓

2.與血栓纏繞

3.拉出血栓

取栓有哪些好處？

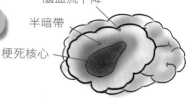

脑血流下降
半暗帶
梗死核心

取栓治療

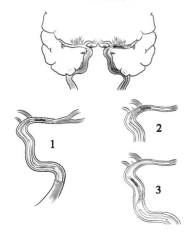

假設100患者接受取栓治療，那麼有54個患者會獲益（其中36個👤身體完全正常或接近正常、18個👤較好），另30個較差（其中13個👤惡化、17個👤嚴重殘疾或死亡）。

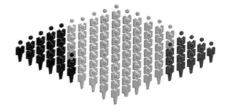

取栓效果顯而易見

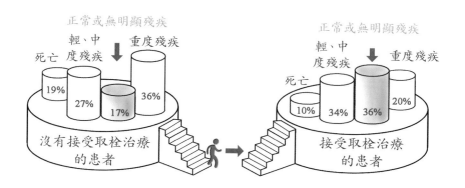

取栓怎麼聯繫手術？
術前需要做檢查嗎？

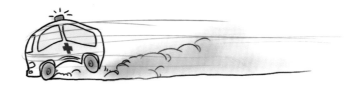

- 發病以後在最短的時間內到達能夠開展這項技術的醫院，越早越好，每加快30分鐘就可能會讓嚴重殘疾和死亡的機率降低10%。
- 必須接受CT或核磁共振檢查證明是大血管堵了。
- 有一些患者是不能接受取栓治療的，比如有血液病，有重要臟器嚴重疾病如肝病、腎病等。
- 大部分血栓都能取出來，也有一些取不出來，或者取出來預後也不好。

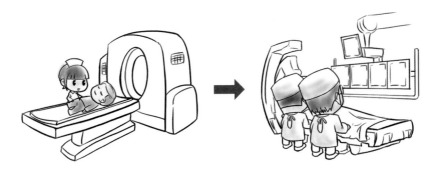

取栓的成功率高嗎？

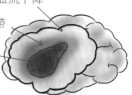

腦血流下降
半暗帶
梗死核心

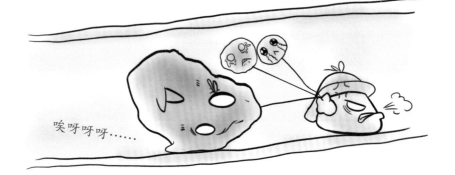

唉呀呀呀……

　　取栓就是將堵塞大腦血管的血栓拉出來，採用介入治療微創手段，將取栓支架通過導管釋放到血栓部位，幾分鐘後支架和血栓結合在一起，直接抓住堵塞血管的血栓，把它從腦血管拉出來，使閉塞的血管再次開放。取栓治療平均再通率為59%～88%，是一個安全有效的新技術。

一張圖讀懂取栓手術可能的風險

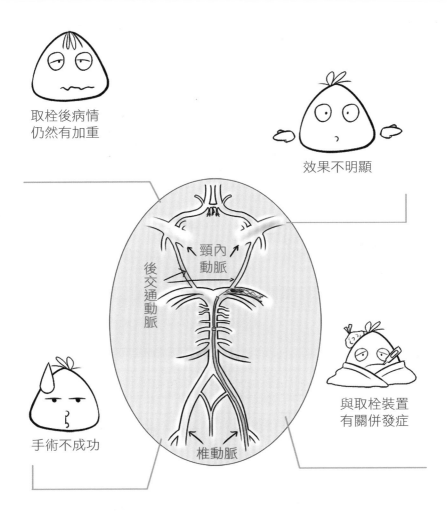

取栓後病情
仍然有加重

效果不明顯

後交通動脈

頸內動脈

椎動脈

手術不成功

與取栓裝置
有關併發症

取栓還需要配合藥物治療嗎？

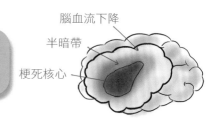

腦血流下降
半暗帶
梗死核心

發病4.5小時內可以給靜脈溶栓，也可以靜脈溶栓後再取栓（大血管堵塞），或直接取栓。

不能因靜脈溶栓而耽誤取栓，取栓後會根據不同情況應用藥物進行治療，預防再次發生腦中風。

取栓能夠治療偏癱嗎？

取栓對於急性腦梗死的病人有效，但有時間限制，絕大多數需在發病後6～8小時內開始治療，一些特殊情況可以適當延長到12小時甚至24小時。但如果原本已癱瘓，血管閉塞時間過久。血栓已經機化成很硬的纖維組織，不可能取出來，也溶不通，所以這時候不適合溶栓治療，而且對偏癱治療也沒有任何幫助。

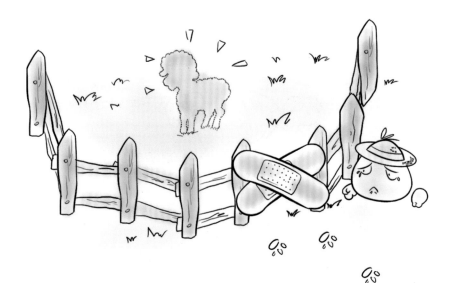

靜脈溶栓後還能取栓嗎？

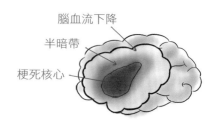

腦血流下降
半暗帶
梗死核心

　　如果在發病3小時內到達有條件的醫院，在排除靜脈溶栓禁忌症後可以接受靜脈溶栓，但如果檢查顯示有大血管堵塞，靜脈溶栓的再通率就很低，只有5.9%～44.2 %，血管再通率越高預後會越好，所以如果有大血管（直徑大於2mm）閉塞或血栓長度大於8mm，靜脈溶栓後立即進行取栓治療。

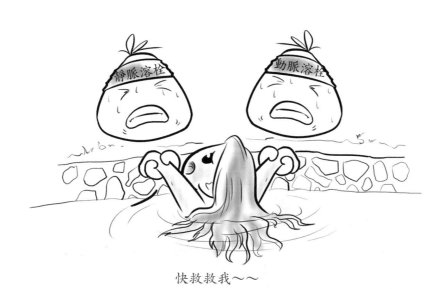

快救救我～～

為什麼取栓手術後仍有偏癱？

　　腦梗死就像地裡的莊稼缺水，已經旱死的禾苗澆水也不會再活，但處於半乾旱或者輕微乾旱的莊稼澆水就會茁壯成長。腦血管堵塞後部分腦細胞在幾分鐘內就壞死了，血流再通也緩解不了這部分腦細胞壞死導致的偏癱等症狀，所以，有一些病人在取栓後，仍會遺留偏癱，而要靠後來的康復治療。

　　但是處於缺血狀態或者輕微缺血的這部分腦細胞在短時間內恢復供血後，功能會得到改善，這是取栓開通的主要目的。開通時間越早，壞死腦細胞越少，腦梗死後遺症越輕。

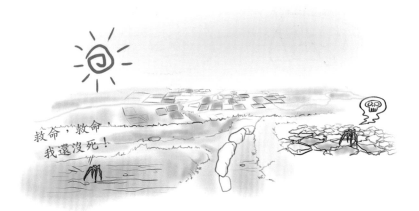

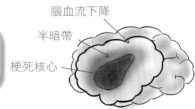

腦血流下降
半暗帶
梗死核心

血栓可以抽吸出來嗎？用什麼裝置？

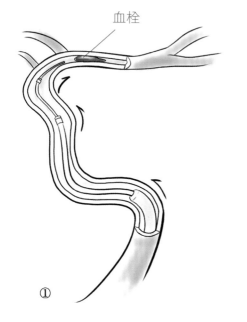

血栓

①

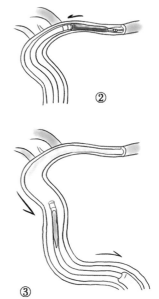

②

③

　　是的，抽吸血栓用的是一種導管，醫生通過介入的方法將導管送到血管堵塞的位置，像吸塵器那樣把血栓抽吸出體外。

什麼樣的醫院具備取栓條件？

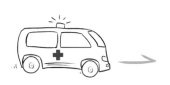

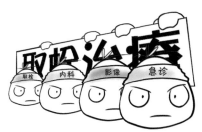

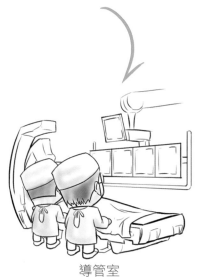

導管室

- 完善的腦中風急救流程（綠色通道）。
- 24小時待命的多學科團隊（急診科、檢驗科、影像科、神經科、介入治療團隊等）。
- 能夠熟練掌握靜脈溶栓及各種血管內治療技術（動脈溶栓、取栓等）。

腦血管狹窄是怎樣形成的？

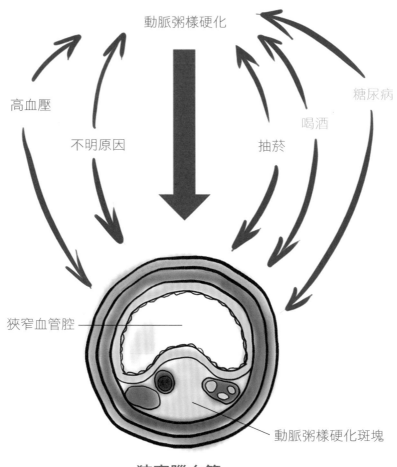

狹窄腦血管

腦血管狹窄是怎樣導致腦中風的？

❨ 狹窄局部斑塊破裂或者不穩定導致部分脫落，
   順血流進入遠端腦血管，造成血管堵塞。

❨ 狹窄部位斑塊不光滑或者有潰瘍，局部腦血流
   不順暢形成渦流，或者高度狹窄血流緩慢導致
   新血栓形成。

❨ 斑塊在短時間內增大、破裂，或者小斑塊堵塞
   已經高度狹窄血管而致急性閉塞，導致腦中
   風。

❨ 顱內血管狹窄會導致一些小穿支動脈閉塞，引
   起腦中風。

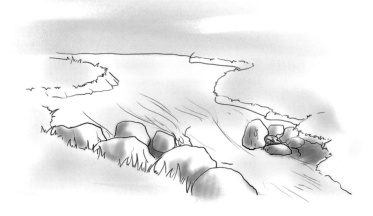

頸動脈狹窄看內科還是看外科？

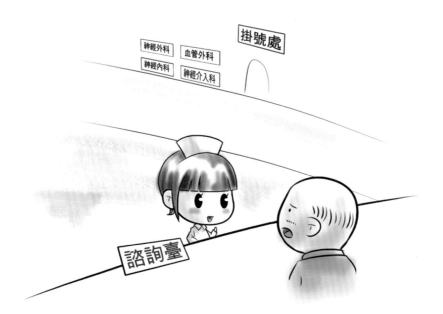

　　其實內外科都可以，如果發現有頸動脈斑塊或者已經導致頸動脈狹窄，應該找腦血管病專科醫生就診做全面評估，大多數人可能會首先選擇神經內科就診，另外一些人可能會選擇神經介入科醫生、神經外科醫生、血管外科醫生。無論到哪個科室就診，首先要對斑塊性質（是不是穩定斑塊），狹窄程度以及有沒有症狀做出評估，然後決定應該做手術（內膜剝脫手術或者支架手術）還是保守治療。

嚴重頸動脈狹窄需要做手術（支架或內膜剝脫）嗎？

狹窄程度
50%

狹窄程度
50%～69%

狹窄程度
70%～99%

頸動脈狹窄程度

輕度：50%

中度：50%～69%

重度：70%～99%

頸動脈狹窄引起腦中風的機制

斑塊增大至頸動脈管徑狹窄引起顱內低灌注

斑塊脫落形成栓子導致顱內動脈栓塞

嚴重狹窄導致顱內動脈完全閉塞

頸動脈狹窄手術的指徵

有症狀狹窄程度大於70%，無症狀狹窄程度大於90%

狹窄程度50%～70%，不穩定斑塊，且已有中風發生

儘管有很好的一級預防，在短時間內狹窄程度快速進展

什麼是內膜剝脫手術？

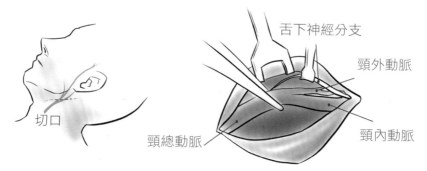

切口

舌下神經分支

頸外動脈

頸內動脈

頸總動脈

- 頸動脈內膜剝脫術（CEA）是一個外科手術，在頸部沿頸動脈走行切口，分離肌肉暴露頸動脈，然後切開頸動脈，切除頸動脈粥樣硬化斑塊，然後再縫合頸動脈，達到治療頸動脈狹窄的目的。

- 絕大多數頸動脈狹窄病變都可以接受這一手術，但是伴有嚴重心臟疾病或者狹窄病變位置較高，患者肥胖或者頸部較短者不適合這個手術。

- 頸動脈內膜剝脫手術的風險包括過度灌注導致腦出血（和支架術發生率相似），顱神經損傷、術後再狹窄（和支架術相似）。

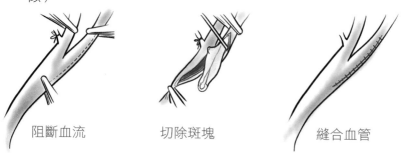

阻斷血流

切除斑塊

縫合血管

頸動脈狹窄內膜剝脫手術是否優於放置支架？

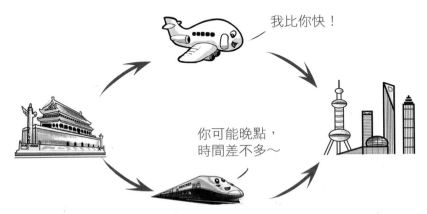

我比你快！

你可能晚點，時間差不多～

🗨 其實做支架和做剝脫手術的療效和安全性是一樣的。

🗨 兩種手術的目的都是為了把狹窄的管腔打開，防止腦中風發生。從長期隨訪結果看，兩種手術後腦中風的再發生率都很低，沒有明顯差異。

🗨 儘管手術方法不同，支架術機制是把斑塊擠碎或者擠扁後壓在支架下面，將狹窄病變撐開，而內膜剝脫手術是把斑塊切除，最後達到的目的是一樣的。

🗨 有一些病變適合內膜剝脫術，包括：嚴重鈣化病變；心電圖提示嚴重房室傳導阻滯；對抗凝藥物、造影劑過敏；明顯消化道出血不能耐受雙抗等。

🗨 有一些病變做支架好一些，包括：病變位置比較高；明顯心功能障礙；不能耐受全身麻醉；腦血管多發狹窄或者合併冠脈狹窄。

支架如何放入腦血管？（一）

　　人體全身的血管都是相通的，就像城市下面的下水道一樣，從心臟主動脈發出分支支配心臟、腦等重要臟器，所以醫生根據這個原理，在四肢可以摸到的大動脈處進行穿刺。

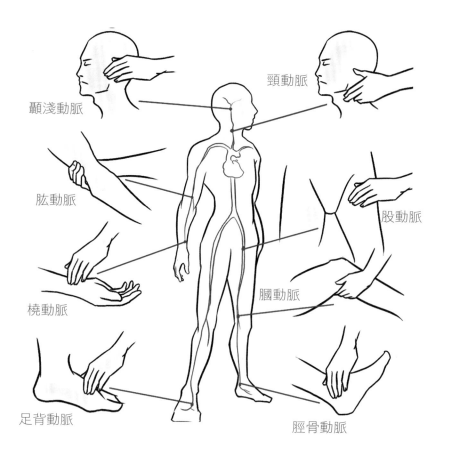

支架如何放入腦血管？（二）

在四肢可以穿刺的大動脈植入一個通道（血管鞘），根據所放支架直徑大小，選擇穿刺血管直徑大概在2～3mm，然後通過這個通道使用輸送系統將支架放置在血管狹窄的部位。心臟支架一般選擇橈動脈穿刺，腦血管大部分選擇股動脈穿刺。

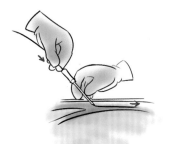

1.穿刺後置入導絲

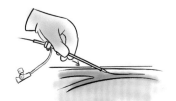

2.退出穿刺針後
導絲置入動脈鞘組

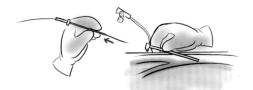

3.拔出動脈鞘擴張內芯和導絲，
留置動脈鞘在股動脈

頸動脈支架是怎樣植入的？（一）

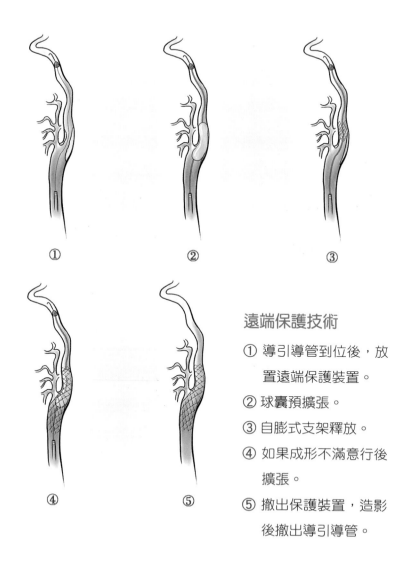

① ② ③

④ ⑤

遠端保護技術

① 導引導管到位後，放置遠端保護裝置。

② 球囊預擴張。

③ 自膨式支架釋放。

④ 如果成形不滿意行後擴張。

⑤ 撤出保護裝置，造影後撤出導引導管。

頸動脈支架是怎樣植入的？（二）

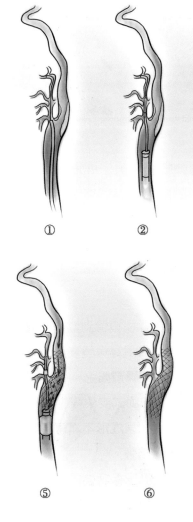

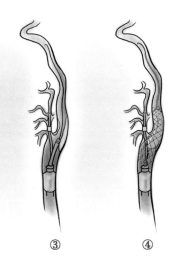

近端保護技術

① 將交換導絲放在頸外動脈。

② 將保護裝置交換到位，遠端球囊位於頸外動脈，近端球囊位於頸總動脈。

③ 充盈保護球囊後行預擴張及支架置入。

④ 如果成形不滿意行後擴張。

⑤ 回抽頸動脈內血液，清除栓子。

⑥ 造影後撤出保護裝置。

頸動脈保護裝置有哪些種類？

遠端保護裝置

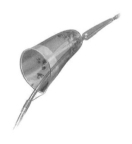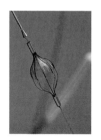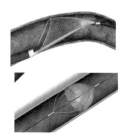

　　保護裝置的目的是為了防止頸動脈支架術中脫落的栓子堵住正常腦血管。可以將支架術導致的腦栓塞風險從4％降到2％以下。通常有遠端保護裝置和近端保護裝置兩種，遠端保護裝置一般都是濾網狀保護傘，近端保護裝置一般是球囊阻斷血流，而顱內動脈支架術一般不需要保護裝置。

近端保護裝置

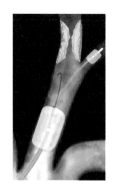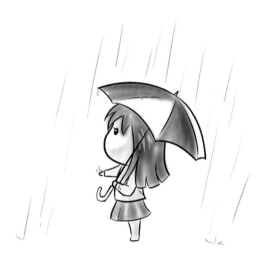

支架是什麼材料做的？

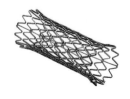 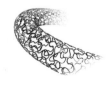 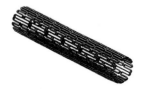

　　支架一般是合金做成的，這些原材料在製作支架之前都經過嚴格的試驗，包括是否致癌，是否致畸形，是否會導致血管排異反應，以及是否有生物毒性等一系列的研究，確定沒有任何副作用才能生產支架。

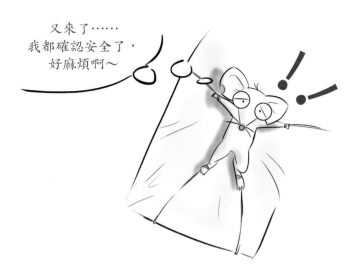

又來了……
我都確認安全了，
好麻煩啊～

為什麼支架手術使用保護裝置，術後仍出現偏癱？

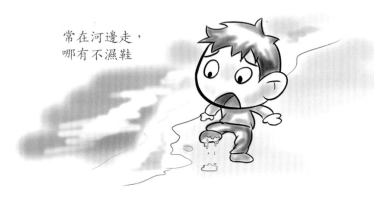

常在河邊走，
哪有不濕鞋

　　用保護裝置不是就一定不發生腦栓塞，保護裝置只能保護大部分的栓子不會跑到正常血管導致腦栓塞，用保護裝置能夠捕獲50％的栓子脫落。另外在支架手術整個過程中和支架植入後都有可能發生腦栓塞併發症。

一張圖讀懂頸動脈支架術可能的風險

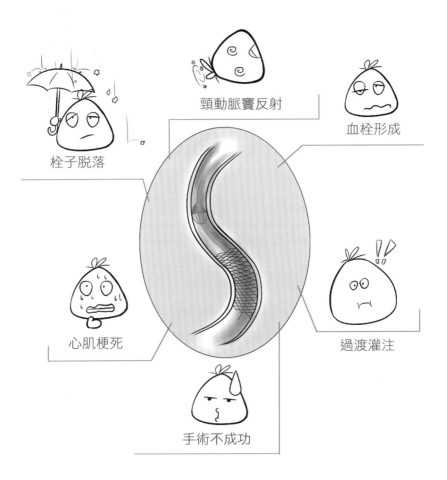

栓子脫落

頸動脈竇反射

血栓形成

心肌梗死

過渡灌注

手術不成功

什麼是過度灌注？會有生命危險嗎？

是的，過度灌注綜合症是一種發生在頸動脈內膜剝脫術或支架植入術後的少見併發症，**過度灌注會導致腦出血或嚴重腦水腫**，引起嚴重腦中風甚至危及生命。

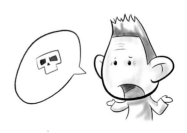

過度灌注發生的機制主要是長期高度頸動脈狹窄，腦細胞慢性缺血，供應這些區域的毛細血管高度擴張，腦血管自動調節功能喪失，一旦手術打開血管，恢復正常血流，這些毛細血管的血流量會突然增加數倍，毛細血管會破裂出血或者腦細胞水腫。

支架手術後為什麼要降壓？

支架術後降壓是為了防止狹窄血管恢復正常後出現過度灌注而發生腦出血。因為腦血管長期高度狹窄會導致腦毛細血管過度擴張，並且失去自主收縮功能，一旦支架手術或者內膜剝脫手術瞬間開放，血流就可能會使這些擴張的毛細血管破裂，降壓只是防止出血的一種手段，儘管已預防性降壓，仍然會有一些患者由於毛細血管床太差而發生腦出血。

頸動脈支架術中出現併發症有急救措施嗎？

　　有，但並不是所有的併發症都有方法解決。

🗨 術中出現栓子脫落導致腦梗死，可以取栓，溶栓，但有時候這些措施是無效的。

🗨 如果出現過度灌注出血，大部分情況下沒有很好的解決方法。

🗨 對於頸動脈竇刺激導致的心率血壓變化，可以對症處理。

緊急情況！ 精神高度集中，採用急救措施！

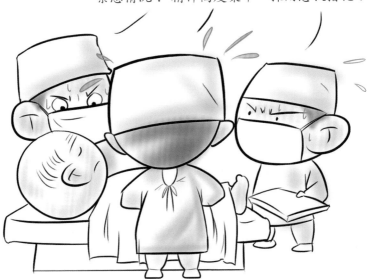

關於支架的幾件事（一）

國產支架和進口支架有區別嗎？	目前支架的製作工藝和材料國內外都一樣，所以沒有區別，而醫生會根據病變的情況選擇不同大小和品牌的支架。
支架術後可以正常生活嗎？	完全可以正常生活和工作。
放了支架是不是就不發生腦中風了？	不一定，因為如果支架內再狹窄或者堵塞了，就可能會再次發生腦中風。另外其他腦血管如果有狹窄了，也會發生腦中風，而不是放一個支架管所有血管。
支架管放置多長時間？需定期更換嗎？	如果支架手術成功，支架內沒有再狹窄，可以伴隨你終身。不需要定期更換。
支架術後能坐飛機嗎？	如果身體其他器官沒有嚴重問題，腦血管支架術後坐飛機沒有問題。

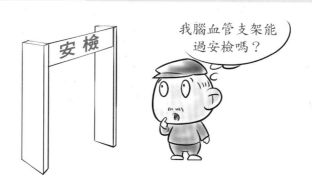

關於支架的幾件事（二）

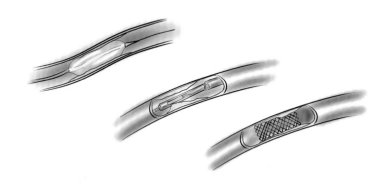

是不是放的支架越多越好？	不是，支架植入有嚴格標準（適應症），如果有多發腦血管狹窄可根據具體情況選擇多個支架。一般情況下，腦血管植入多個支架的機率較小。
顱內血管放支架為什麼有破裂風險？	顱內血管非常迂曲，位於蛛網膜下腔，管壁薄，所以在支架撐開時有可能導致血管本身破裂。
顱內血管狹窄能做剝脫手術嗎？	目前還不能做，因為創傷較大，風險較高。
手術後腦血管支架需要復查嗎？	必須復查，一般頸動脈支架手術後採用頸動脈超音波就可以，而顱內動脈支架術後可以採用經顱超音波多普勒或者CTA（CT血管造影）及DSA。

頸動脈夾層是怎麼回事？
需要做支架嗎？

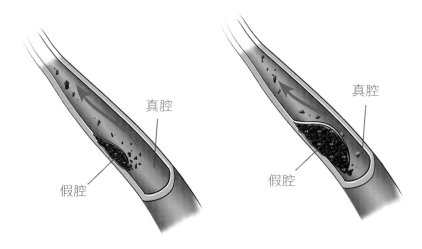

真腔

假腔

真腔

假腔

　　頸動脈血管管壁一般分為三層，分別是內膜、中膜和外膜。三層組織一般都是緊密結合在一起，頸動脈夾層是血管內膜由於外傷或者炎症等因素和中膜分離或者撕裂，而形成一個假腔，假腔裡面很容易形成血栓導致血管狹窄、閉塞或者栓子脫落，導致腦中風。一般首先應強化藥物治療，有些血管夾層會自癒，如果導致管腔明顯狹窄、不斷栓塞或者有明顯夾層動脈瘤，則必須要支架植入了。

頸動脈支架手術二合一

為什麼放頸動脈支架會導致血壓心率降低？

這是因為頸動脈常見狹窄的部位有一個壓力感受器，稱為頸動脈竇壓力感受器，頸動脈支架術中無論球囊擴張還是植入支架，都會壓迫壓力感受器導致心跳減慢和血壓下降，可以在術中給予阿托品或者讓患者咳嗽、說話等使心率恢復。

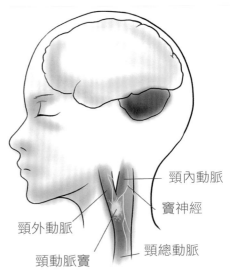

頸內動脈
竇神經
頸外動脈
頸總動脈
頸動脈竇

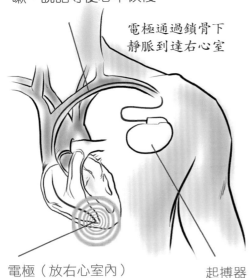

電極通過鎖骨下靜脈到達右心室

電極（放右心室內）　　起搏器

為什麼有些頸動脈手術需要放起搏器？

如果患者在術前心電圖檢查有明顯房室傳導阻滯或者病竇綜合症，同時又不適合做內膜剝脫術，建議在做支架手術時，放置臨時起搏器或永久起搏器。

鎖骨下動脈狹窄需要放支架嗎？

　　鎖骨下動脈狹窄一般不需要治療，但如果出現以下幾種情況需要考慮放支架：

🗨 由於狹窄導致盜血引起椎基底動脈缺血發作。

🗨 嚴重狹窄導致患側上肢缺血症狀，如疼痛、發涼、麻木等。

🗨 由於盜血而引起少見問題，如冠脈缺血症狀、胸疼等。

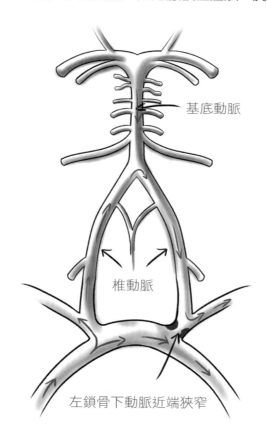

基底動脈

椎動脈

左鎖骨下動脈近端狹窄

無症狀的腦動脈狹窄需要放支架嗎？

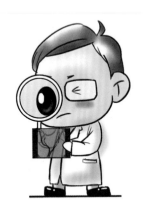

- 無論腦動脈（顱內動脈）狹窄程度多少，只要沒有任何症狀，都不建議做支架手術，但是需要強化藥物治療。
- 要對狹窄區域腦血流進行嚴格評估，定期隨訪。

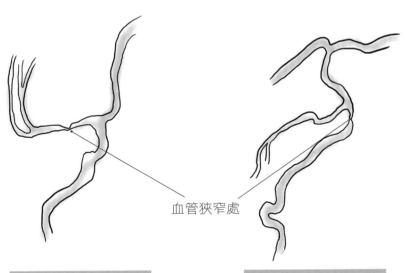

血管狹窄處

大腦中動脈狹窄　　　　基底動脈狹窄

顱內動脈狹窄藥物治療與支架治療哪個好？

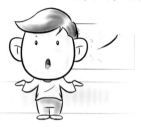

建議藥物治療

我雖然有高度狹窄，但沒有任何明顯的症狀。

藥物治療沒有效果啊！

可考慮支架治療

治療方法	目前有藥物治療（包括一級預防和二級預防）、介入治療和外科搭橋手術。
藥物治療	沒有症狀的高度狹窄，或者有症狀而藥物治療有效。
支架治療	有症狀的高度狹窄，側支循環不好。
外科治療	接近閉塞或者完全閉塞了，藥物治療後仍然發作。

顱內血管支架選擇自膨式支架還是球囊擴張支架？

兩種支架的安全性和有效性差不多，但需根據狹窄血管的形態特徵，結合醫生的個人經驗，選擇不同的支架。

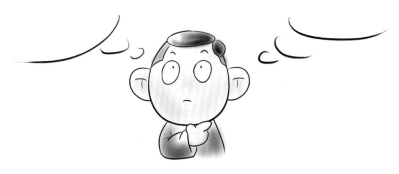

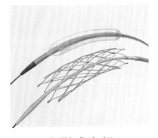

自膨式支架

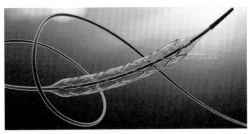

球囊擴張支架

一張圖讀懂球囊擴張支架與自膨式支架

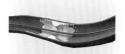

輸送導絲穿過狹窄處

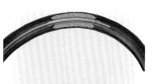

球囊預擴張

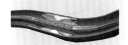

支架系統通過導絲導引
穿過狹窄處

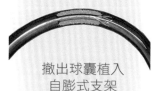

撤出球囊植入
自膨式支架

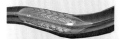

球囊充盈氣壓，
釋放支架

釋放支架

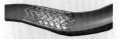

撤出導絲和支架輸送系統

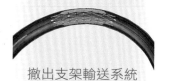

撤出支架輸送系統

球囊擴張支架

自膨式支架

放了支架是否需要終身服藥？

在支架術後半年必須要服用兩種抗血小板藥物（簡稱雙抗）和降血脂藥物，半年後根據情況可以將雙抗減為單抗（單一抗血小板藥物）。

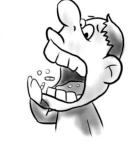

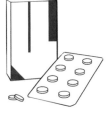

他汀類藥物

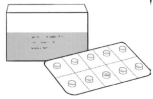

抗血小板藥物

支架植入後再狹窄了怎麼辦？

時間	支架類型	再狹窄機率
一年	顱內腦血管支架	20%～30%
五年	頸動脈支架	<5%

支架術後根據個體差異或者危險因素的不同，在植入支架後會有不同程度的再狹窄，如上述表格所示。

再狹窄後，如果沒有明顯症狀，可以藥物治療，如有症狀，根據具體情況可以再放支架，或者在支架內使用球囊擴張。

支架植入後會脫落嗎？

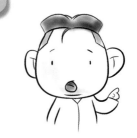

一般情況下是不會的，因為在植入支架前醫生會測量植入支架的血管直徑以及狹窄長度，選擇與血管大小最合適的支架，不會脫落。

另外支架一旦植入，由於血管自己有修復功能，一個月以後會在支架內再長一層內膜，將支架包在血管壁裡面，就像三明治一樣，根本不會脫落。

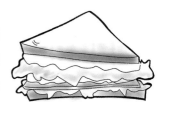

我的支架會不會顛掉啊！

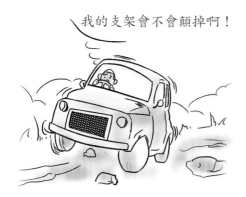

我的支架會不會移位！

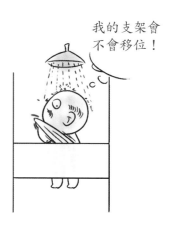

煙霧病是腦中風嗎？預後怎樣？

　　煙霧病其實是一個外來詞翻譯過來的名字，亞洲人多見，日本人最早報導為moya moya （もやもや）病，翻譯過來就是煙霧病。其實就是雙側頸內動脈末端逐步閉塞，而顱底一些毛細血管代償性擴張，因為這些毛細血管比較密集，所以在血管影像上看到似乎一片血管，其實是很多擴張的腦小血管。

　　這種疾病發病原因不清楚，如果不發生腦中風可能發現不了，這種疾病會出現缺血性腦中風，也會出現出血性腦中風。發病年齡越早預後可能會越差，但是大多數預後比較好。

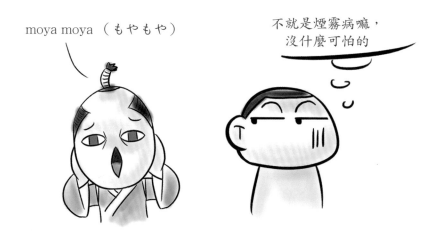

關於煙霧病的幾件事

- 煙霧病的長期預後較好。
- 根據不同的情況給予積極治療。
- 沒有明顯遺傳傾向。
- 沒有藥物可以治癒煙霧病。
- 如果同時伴有動脈粥樣硬化危險因素，
  就應該積極接受腦中風一級預防。
- 煙霧病不等於慢性癌症，應該積極面對。

煙霧病不可怕，
一定能夠戰勝它！

小孩會得煙霧病嗎？

如果腦血管檢查發現有煙霧病的一些徵象，而且孩子已經有症狀發作，就有可能會導致腦中風（出血性或者缺血性腦中風都有可能）。診斷煙霧病並不困難，做一個核磁共振血管成像（MRA）或者CT血管成像（CTA），如果發現有雙側頸內動脈末端閉塞或者接近閉塞，而且腦底部的一些小血管明顯擴張，就可以初步診斷。

這怎麼可能啊！

煙霧病有哪些治療方法？

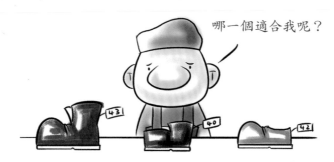

煙霧病並沒有那麼可怕，一旦確診，就要嚴格進行評估，根據評估有以下幾個方案可以選擇：

🔍 側支循環很好，沒有症狀，可以不用任何治療，正常生活就可以。

🔍 如果有缺血發作（包括TIA、腦中風），可以考慮做外科搭橋手術或者顳肌貼敷手術。

🔍 如果有出血性中風（如腦室出血），就需要積極做搭橋手術預防再次出血。

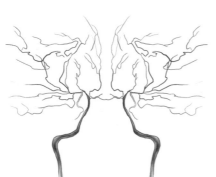

煙霧狀血管

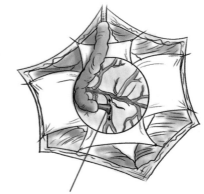

大腦中動脈－顳淺動脈搭橋術

關於靜脈竇血栓

為了寶寶健康，我要注意身體，遠離靜脈竇血栓。

顱內靜脈和靜脈竇血栓形成（CVST）約占所有腦中風的0.5%～1%，多見於孕婦、服用口服避孕藥的女性以及<45歲的年輕族群。在正常人群中，顱內靜脈和靜脈竇血栓形成（CVST）的年發病率在新生兒和兒童為0.0007%，成人約為0.0002%～0.0005%。其中54%的患者正在服用口服避孕藥，34%處於遺傳性或獲得性血栓形成前狀態，2%為孕婦或坐月子女性，其他誘因包括感染（12%）、癌症（7%）及血液系統疾病（12%）。

靜脈竇血栓會導致腦中風嗎？

嚴重時會導致腦中風（包括腦出血或靜脈性腦梗死）。

靜脈竇血栓的臨床表現主要有：

- 頭痛。
- 癲癇。
- 腦出血。
- 顱內壓升高。
- 局灶性神經功能障礙等。

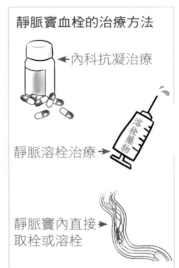

靜脈竇血栓的治療方法

← 內科抗凝治療

靜脈溶栓治療 →

靜脈竇內直接取栓或溶栓 →

第8章

康復與護理

腦中風康復治療包括哪些方法？

腦中風患者如何進行翻身拍背？

腦中風後情緒低落易怒怎麼辦？

如何與腦中風失語的患者進行簡單交流？

腦中風患者吞嚥困難如何進食？

腦中風患者小便失禁怎麼辦？

腦中風患者如何預防跌倒？

腦中風患者預防便秘的方法？

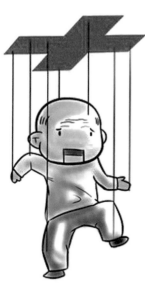

腦中風康復治療包括哪些方法？

　　康復治療方法包括：醫療措施（如藥物等）、物理治療方法、言語訓練、心理治療、中醫治療（如針灸）和康復相關護理等。物理治療又包括光療、磁療、水療、電療等。

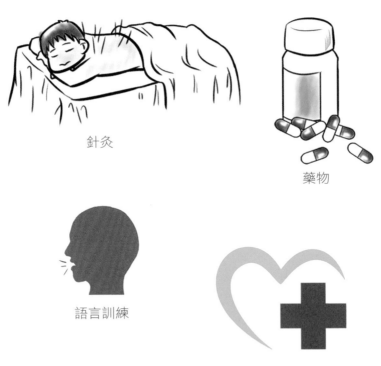

針灸

藥物

語言訓練

心理治療

復健治療二合一

腦中風後昏迷的病人，什麼時候開始肢體復健治療？

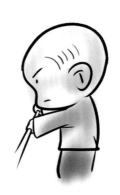

對於腦中風的病人，主張早期開始肢體復健治療，即，只要不影響搶救，應立即開始肢體復健治療。但對於各種原因導致腦出血的患者，由於近期可能出現再出血，應在原發病治療後再開始康復訓練。

對於意識清楚的腦中風患者，什麼時候開始肢體復健治療？

根據患者的意識狀態，肢體復健治療可分為主動復健治療和被動復健治療。對於腦中風後意識清醒的患者，應在生命體徵平穩、臨床症狀不再進展後48小時開始，應注意康復的方式和每日持續的時間，不宜過多。

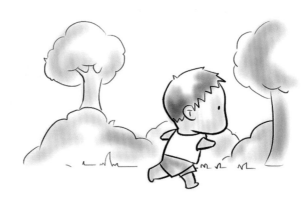

腦中風患者復健治療的注意事項

- 應在中風病情穩定或不嚴重時進行,避免加重病情;對於有體溫、心率、血壓、呼吸系統及消化系統疾病的患者,不應進行復健治療。
- 復健治療需在專業復健醫師的指導下進行,個體化制定方案。
- 復健治療的運動量應適度,強度由小逐漸增大,避免出現疲勞。
- 復健治療需遵守嚴格的節律和持續時間,不宜隨意更改運動計畫。
- 在復健治療進行的同時,不應忽視藥物治療等措施,應維持正常的生活方式。

康復問題二合一

腦中風患者什麼情況下不適合進行復健治療?

- 心血管系統:靜息時心率>100次/分,血壓>195/120mmHg,心功能II級以上,重度心律不齊,心肌梗塞。
- 上消化道出血。
- 呼吸系統感染。
- 腎功能不全。
- 發熱,體溫38℃以上。

藥物能夠治療偏癱嗎?

偏癱只能依賴規範康復治療,沒有藥物可以治療偏癱。

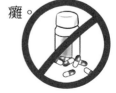

康復訓練二合一

腦中風患者什麼時候開始進行步態訓練？

步態訓練的開始時機與患者的病情有關，不宜盲目過早。如患者站立不穩時就開始步態訓練，極易造成異常步態，後期難以矯正，且容易發生跌倒損傷。建議在患者能自行站穩、下肢具備足夠的負重能力，且髖關節、腕關節等能主動完成屈伸動作以後開始訓練。

腦中風患者肢體痙攣了怎麼辦？

痙攣是指肌肉僵硬、不自主強烈收縮的狀態，可導致關節變形，影響患者的行走能力和日常生活。痙攣的康復方法包括牽伸治療、電刺激治療、矯形器治療等，嚴重者還可採用神經阻滯療法。

腦中風患者如何進行翻身拍背？

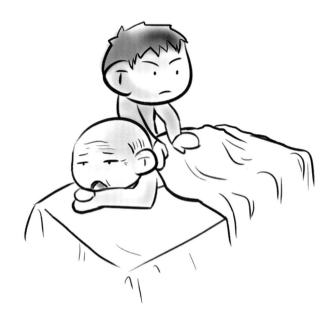

　　手掌呈弓形，五指併攏，由肺底部開始，自下而上進行拍背，注意力量不宜過大。當患者有主動咳嗽時，應暫停。不宜在飯後1小時內進行，避免食物返流，引起誤吸。拍背期間，應觀察患者面色、呼吸等，避免出現窒息。

腦中風後出現語言障礙怎麼辦？

語言障礙有三種情況：

- 自己能說，聽不懂別人說什麼叫感覺性失語。
- 聽懂別人說話，自己說不出來叫運動性失語。
- 既聽不懂又說不出來，叫混合型失語。

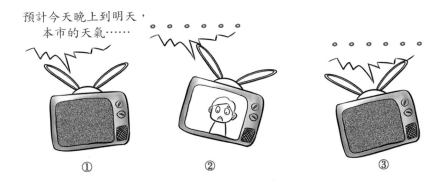

これ預計今天晚上到明天，本市的天氣……

① ② ③

　　這些情況都叫失語症，是由於腦中風導致語言中樞損傷所致。應在復健醫師的指導和幫助下，逐步開始康復訓練。大多數都能恢復一些，有一些可以恢復到完全正常，有一些很難恢復，這與康復程度與患者自身的狀態有關係，因此一定要面對現實，堅持訓練。

腦中風後情緒低落易怒怎麼辦？

很多腦中風患者會出現抑鬱症狀，主要表現為情緒低落、興趣喪失、進食差導致消瘦、失眠、反應遲鈍、煩躁、負罪感、焦慮等。如果懷疑是憂鬱症的患者，最好到醫院進行檢查。腦中風後憂鬱主要是通過心理治療和抗憂鬱藥物治療。

心理治療主要是通過解釋、鼓勵、支持安慰、提高認知功能等方法，需要患者家屬親友共同配合來進行。

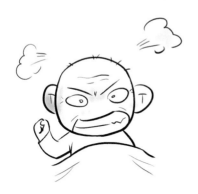
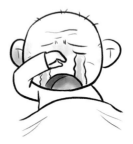

如何與腦中風失語的患者進行簡單交流？

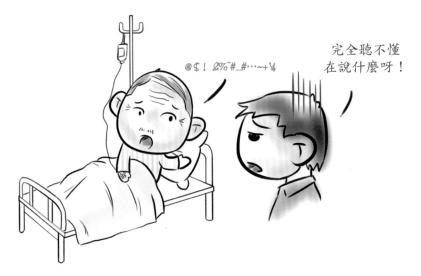

Q 書寫法：文化素質較高的患者，可採用此法。

Q 圖片法：事先做好日常生活中會用到的實物圖片，如茶杯、飯碗、床、人面像等，並約定好每幅圖片的意義，如茶杯表示要喝水、飯碗表示要吃飯、床表示要睡覺、人面像表示頭痛等。

Q 手勢法：事先約定每個手勢的意義，如：伸拇指表示大便、伸小指表示小便、張口表示吃飯、手摸額頭表示頭痛等。

腦中風患者的正確坐姿是什麼？

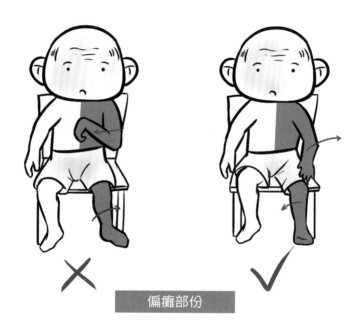

偏癱部份

　　病人頭、頸、軀幹應保持左右對稱，軀幹伸直、無扭轉現象；髖、膝、踝關節應保持90°屈曲位；為避免軀幹後傾，患者的臀部應儘量坐在椅子的後方，同時雙側臀部的負重要均勻；患側的小腿與地面應保持垂直，這樣可避免患側髖關節的外展、外旋以及踝關節的內翻和足下垂。

腦中風患者肩痛如何處理？

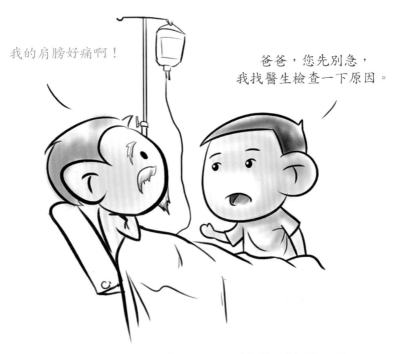

我的肩膀好痛啊！

爸爸，您先別急，我找醫生檢查一下原因。

　　首先應明確肩痛的原因、性質、範圍、程度，給予合理的治療。常見的治療措施包括：

🗨 物理治療（如熱療、冷療、神經電刺激）。

🗨 肢體制動治療（吊帶、肩關節固定支具）。

🗨 針灸、按摩，以及藥物治療。

🗨 建議採用多種方法的綜合治療。

腦中風患者經常打嗝的處理方法

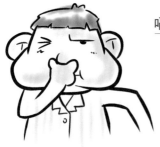

嗝的處理方法有很多，常用的包括：

🗨 屏氣法：囑患者深吸一口氣，憋氣數秒鐘後，用力呼吸，反復若干次。

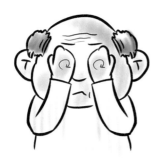

🗨 按壓眶上神經法：患者平臥或坐位，按壓雙側眶上，適度旋轉，同時有節奏屏氣。

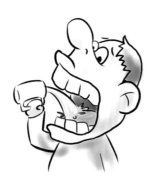

🗨 飲食法：快速喝一杯水，或吞嚥冰塊或較乾的食物。

腦中風患者吞嚥困難如何進食？

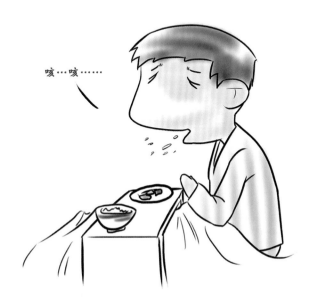

咳…咳……

　　對於吞嚥困難的患者，首先應進行心理護理，積極引導患者克服恐懼、自卑、緊張的心理，通過安慰和啟發，鼓勵其進食。訓練方法及步驟主要包括：

　　微笑、皺眉、張口、伸舌、吸吮、鼓腮、咀嚼、空嚥、嚥小冰塊等，依次進行。部分患者可以配合行針灸刺激治療。

　　食物選擇方面，應以半固態食物為主，如蛋羹、優酪乳等，逐步增加固體食物。

腦中風患者如何進行鼻飼護理？

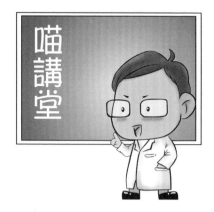

注意鼻飼管的深度，不宜過深，以免捲曲、打折；也不宜過淺，避免脫出。

鼻飼前回抽胃液，確定胃管是否在胃內。

定時定量進行鼻飼，並注意鼻飼液的選擇，避免給予過熱或過冷的食物。每次鼻飼完畢後，需用溫開水沖洗鼻飼管。

定期更換鼻飼管，每天進行口腔護理，及時清理分泌物。

妥善固定胃管，防止患者將胃管拔出。

腦中風患者小便失禁怎麼辦？

對於腦中風尿失禁的患者，可採用尿失禁護墊、紙尿褲、保鮮膜袋等方法，同時注意尿道口周圍的皮膚乾燥。必要時給予導尿。對於留置尿管的患者，需做好尿管和尿道口的護理衛生，定期更換尿管。此外，還應為患者制定排尿時間表，養成規律排尿的習慣。保持環境清潔及空氣清新，定期通風，去除異味。還應做好小便失禁患者的心理干預，多給予鼓勵和安慰，樹立其信心。

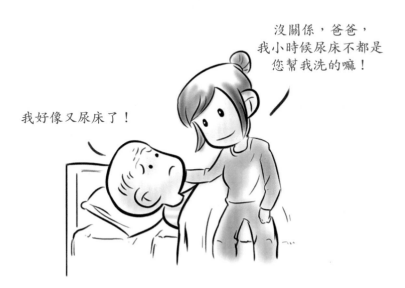

腦中風患者需要使用彈力襪嗎？

我真的不是變態啊～～
這只是彈力襪而已

　　需要，但應按照合理的方法進行穿戴。建議早上起床後立即穿戴，如已下床活動，則需重新臥床，抬高患肢至心臟水準，持續10分鐘後再穿戴。穿彈力襪時，腿要保持乾燥，同時應保持床單的整潔。注意襪根位置，保持彈力襪平整。穿彈力襪時需密切觀察患者腿部情況，避免因穿彈力襪造成循環障礙。每晚睡前應及時脫去。

腦中風偏癱患者如何進行步態訓練？

　　對於病情較重的偏癱患者，需由助手協助完成步態訓練。要點包括：

　　患者將患側上肢搭在助手肩上，助手一手扶患者的健側手，一手扶患者的腰。兩人首先邁出外側下肢，然後邁內側，每次5～10公尺。

　　對於病情較輕的偏癱患者，可採用手杖訓練法，主要包括三步法和二步法。三步法指手杖-患肢-健肢依次邁出，二步法指手杖和患肢同步運動，與健肢交替邁動。患者需根據自身情況進行選擇，避免操之過急。

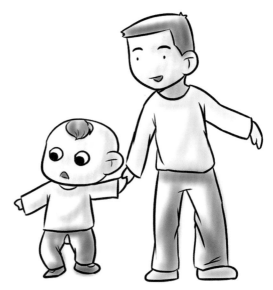

偏癱能治得好嗎？

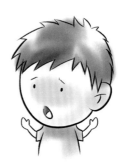

　　偏癱是最常見的腦中風後遺症，目前最有效的方法就是綜合康復治療，恢復好壞與以下因素有關：腦組織壞死的面積；偏癱程度輕重（0～5級）；是否早期進行康復；是否正規康復；年齡（年齡越大恢復越慢）；是腦出血還是腦梗死；是否伴有全身其他臟器問題。

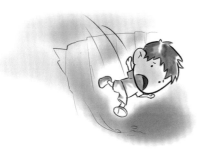

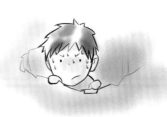

　　偏癱就像一個人不小心進了陷阱，要靠外力或自身努力爬出來，否則永遠就在坑裡暗無天日了。

針灸治療對腦中風患者的康復有效嗎？

針灸治療在中醫治療中具有悠久歷史。針灸治療已被證明對於促進肌張力和肌肉運動能力、提高外周神經反應性等方面具有明顯作用，因此，在腦中風患者的康復治療過程中，採用針灸治療方法是有效的。

感覺我的身體慢慢有活力了呢！

腦中風患者如何預防跌倒？

- 保持患者行走區域的乾燥，避免在行走之前進行擦地等活動，如地面有積水、油污等，應及時擦洗乾淨。
- 保持通道通暢，避免擺放過多設備和物品，避免電線等物品絆倒患者。
- 穿著舒適、得體、防滑的衣服和鞋子。
- 走廊、床邊、廁所、浴室等應安裝扶手。

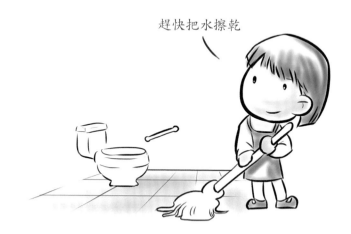

趕快把水擦乾

腦中風患者如何預防下肢深靜脈血栓？

OMG！
我的腿怎麼腫成這樣！

首先，應完善一般預防措施，如抬高患肢、避免相同部位穿刺靜脈注射、穿彈力襪等。此外，對於腦中風患者，還應鼓勵患者主動活動，加強運動，同時給予被動按摩，促進血液循環。定期觀察下肢皮膚顏色、是否有腫脹，觸摸下肢皮膚溫度是否有升高或降低等。

對於已出現下肢深靜脈血栓的患者，應敦促其及時就醫，給予積極治療。

腦中風患者如何預防褥瘡？

💬 定期變換體位，兩小時翻身一次，翻身時應動作輕柔，避免拖拽造成皮膚損傷，避免異物壓於身下，注意保護肩關節、骶尾、足跟等骨突部位。

💬 對於大小便失禁或有嘔吐的患者，需保持衣服、床單、被褥的清潔。

💬 加強營養，提高抵抗力。

💬 可採用氣墊床以降低褥瘡出現的風險。

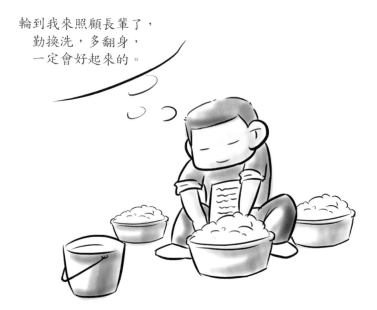

輪到我來照顧長輩了，
勤換洗，多翻身，
一定會好起來的。

腦中風患者預防便秘的方法

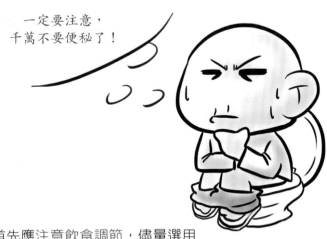

一定要注意，
千萬不要便秘了！

　　首先應注意飲食調節，儘量選用蜂蜜水、梨、香蕉、筍類、麥片等食物，並保證充足的水分，每日飲水800～1000ml。其次應養成良好的排便習慣，儘量保持固定的排便時間，排便時應精力集中、避免過度使力。

　　日常應適當運動，晚間可進行腹部按摩。如已發生便秘，可採用通便藥物，或由他人輔助排便。

國家圖書館出版品預行編目資料

圖解腦中風 / 繆中榮著. -- 初版. --
新北市：金塊文化, 2016.07
面； 公分. -- (實用生活；27)
ISBN 978-986-93223-2-4(平裝)
1.腦中風

415.922　　　　105010705

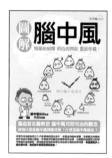

實用生活27

圖解腦中風

金塊 文化

作　　　者：繆中榮
插　　　畫：朱超
發　行　人：王志強
總　編　輯：余素珠
美術編輯：JOHN平面設計工作室

出　版　社：金塊文化事業有限公司
地　　　址：新北市新莊區立信三街35巷2號12樓
電　　　話：02-2276-8940
傳　　　真：02-2276-3425
E-mail：nuggetsculture@yahoo.com.tw

匯款銀行：上海商業銀行 新莊分行（總行代號011）
匯款帳號：25102000028053
戶　　　名：金塊文化事業有限公司

總經銷：商流文化事業有限公司
電　　　話：02-55799575
印　　　刷：大亞彩色印刷
初版一刷：2016年7月
定　　　價：新台幣299元

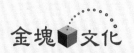

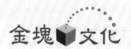
金塊●文化